D1985103

KURSBUCH KNEIPP

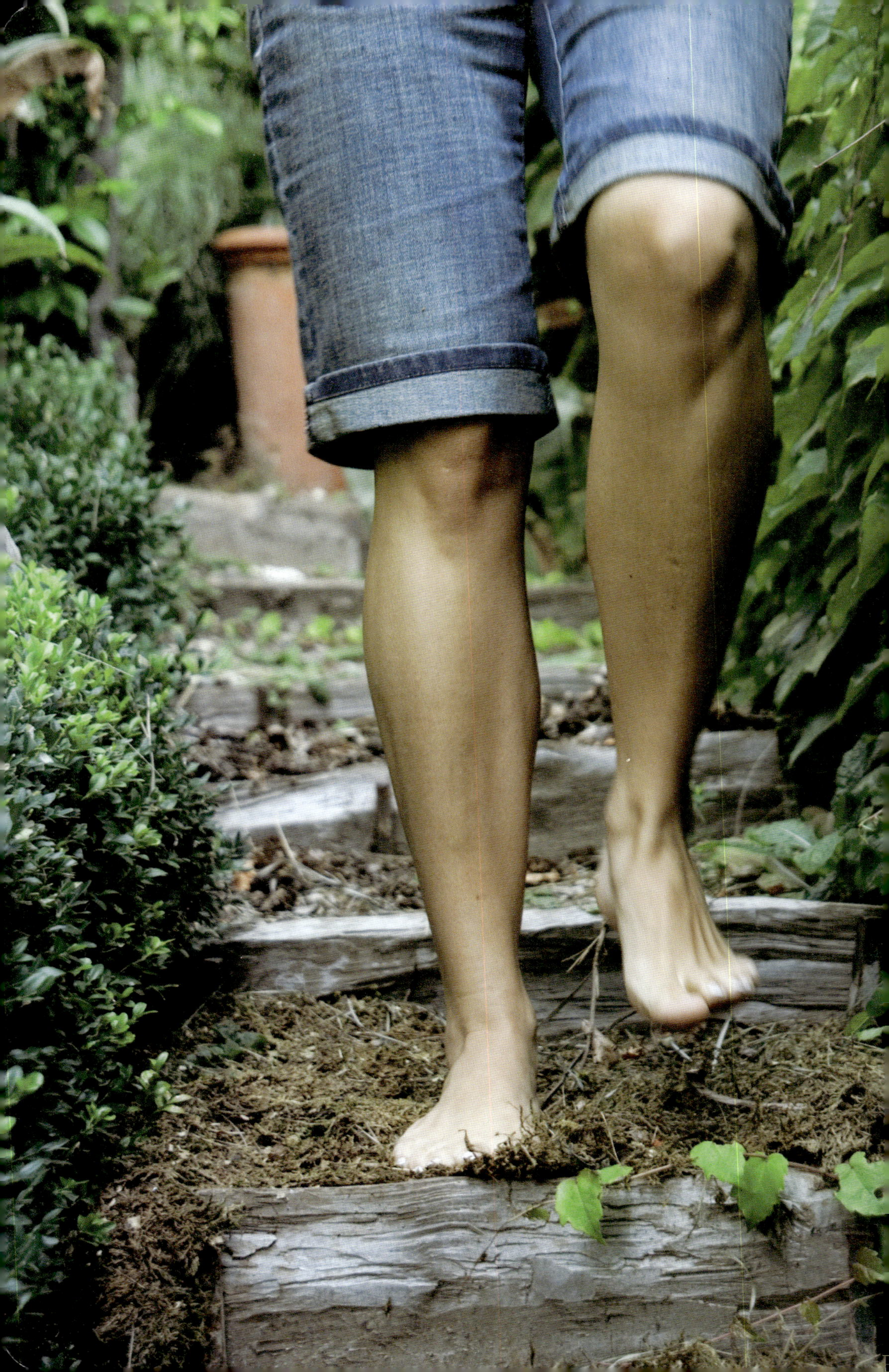

HILDEGARD KREITER | HELENE ROSCHATT

Kursbuch Kneipp

Der moderne Familienratgeber für
Wasseranwendungen,
Ernährung & Bewegung,
Kräuterheilkunde und Lebenshilfe

MIT HAUSMITTELAPOTHEKE UND BESCHWERDENLEXIKON

Liebe Leserinnen und Leser,

wir freuen uns sehr, Ihnen dieses Kneipp-Hausbuch mit zahlreichen praktischen Tipps und Umsetzungsmöglichkeiten zu den fünf Wirkprinzipien präsentieren zu dürfen.

Das Kneippen ist zu einem wichtigen Teil unseres Lebens geworden. In Vorträgen, Seminaren, in der Beratung von Menschen und vor allem nach unserem ersten Buch „Wenn's zwickt & zwackt" konnten wir wertvolle Erfahrungen sammeln. Das positive Echo hat in uns die Lust geweckt, das Thema Kneipp noch weiter zu vertiefen. Das Ergebnis halten Sie nun in Ihren Händen.

Die Kneippsche Gesundheitslehre ist eine grundlegende, alle existenziellen Bereiche umfassende Lebensphilosophie und berücksichtigt den Menschen in seiner gesamten Persönlichkeit. Durch die psychische und physische Stärkung bietet sie eine Möglichkeit zur gesundheitlichen Prävention. Sie ist eine schon über 100 Jahre erprobte Methode. Medizinisch anerkannt, hat sie sich sowohl in der ärztlichen als auch in der häuslichen Anwendung bestens bewährt.

Dieses Buch wendet sich an Menschen, die selbst Verantwortung für ihre Gesundheit übernehmen und ihre Leistungsfähigkeit steigern möchten.

Im zweiten Teil des Buches finden Sie verschiedene Alltagsbeschwerden und die entsprechenden Anregungen zur Selbstbehandlung mit Hausmitteln.

Bei größeren Problemen, länger andauernden Beschwerden und auch bei Unsicherheiten ist es unumgänglich, auf ärztliche Hilfe zurückzugreifen.

„Hilft's nichts, schadet's nichts!" ist im Umgang mit Kräutern ein schlechter Leitsatz. Kräuter können manchmal Allergien oder Unverträglichkeiten auslösen, wie z.B. Kamille, Schafgarbe, Schöllkraut, Ringelblume, Arnika ...

Bei einem bereits geschwächten Körper sind Arzt oder Ärztin über den Einsatz von Hausmitteln zu informieren, um einer unerwünschten Wechselwirkung mit Medikamenten vorzubeugen, z.B. Ginko mit Blutverdünnungsmitteln oder Johanniskraut mit Chemotherapeutika.

Kinder, Schwangere und auch alte Menschen reagieren sensibler. Das sollte bei den Anwendungen bedacht werden.

Dieses Buch bietet sehr viele Informationen – ohne Anspruch auf Vollständigkeit. Die vorgestellten Hausmittel und Anwendungen wurden über längere Zeit zusammengetragen und immer wieder selbst erfolgreich angewandt.

Trotzdem erfolgt der Gebrauch der von uns vorgestellten Hausmittel auf eigene Gefahr und ohne Garantie.

Wir wünschen Ihnen eine erfolgreiche Umsetzung und viel Freude mit diesem Buch!

Hildegard Kreiter

Hildegard Kreiter

Helene Roschatt

Helene Roschatt

INHALT

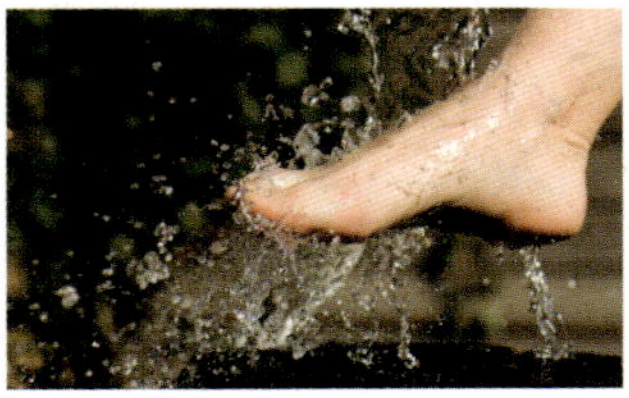

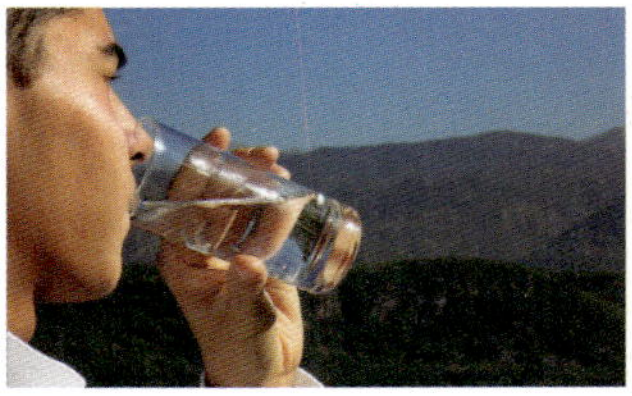

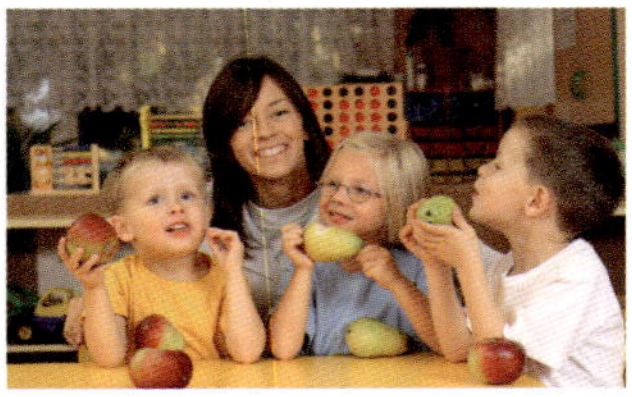

WASSER

ERNÄHRUNG

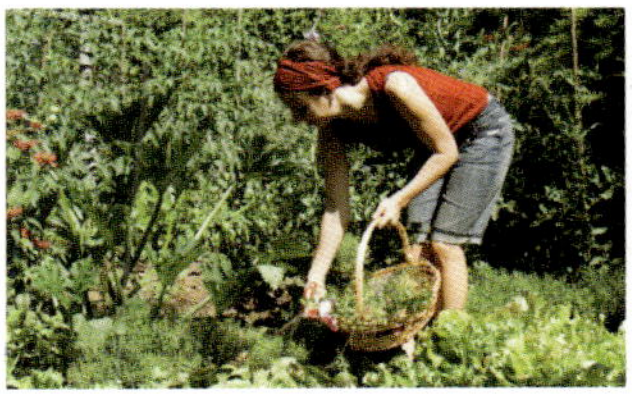

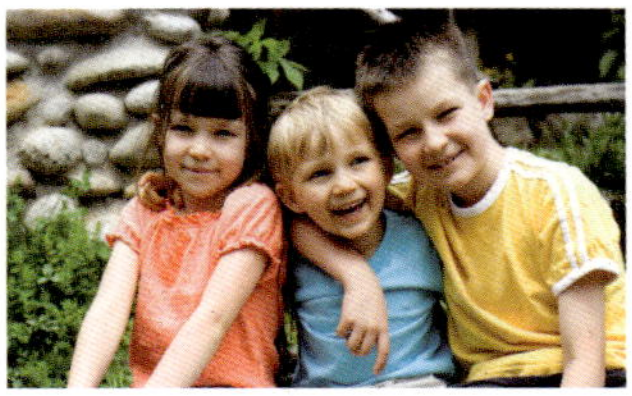

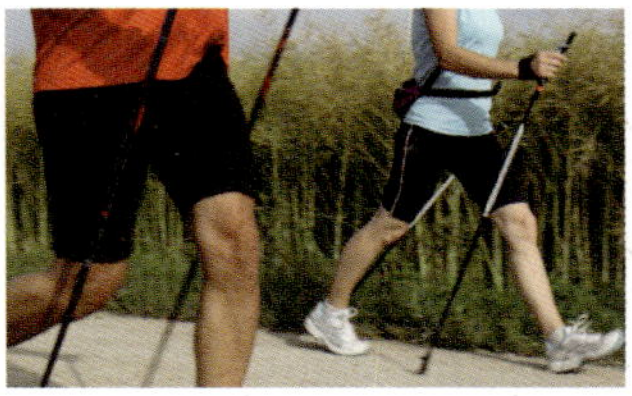

KRÄUTER

LEBENSORDNUNG

BEWEGUNG

ANHANG

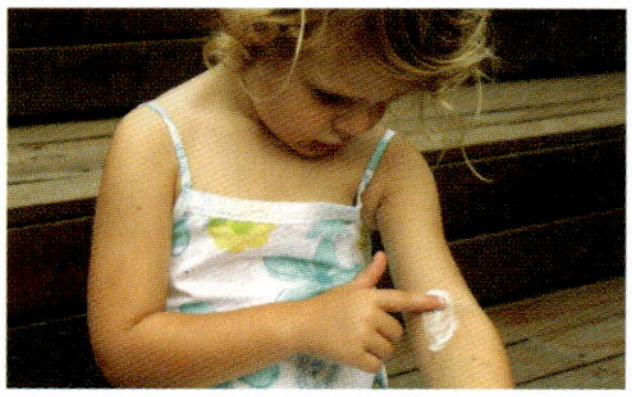
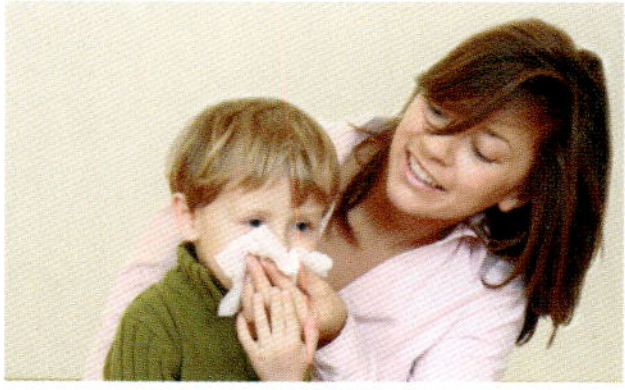
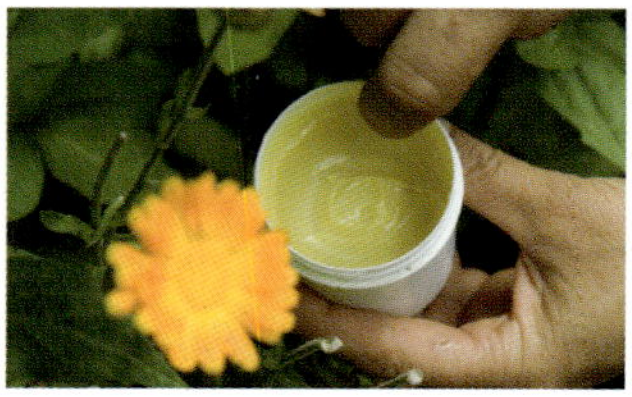

HAUSMITTEL

BESCHWERDEN

ERSTE-HILFE-MASSNAHMEN

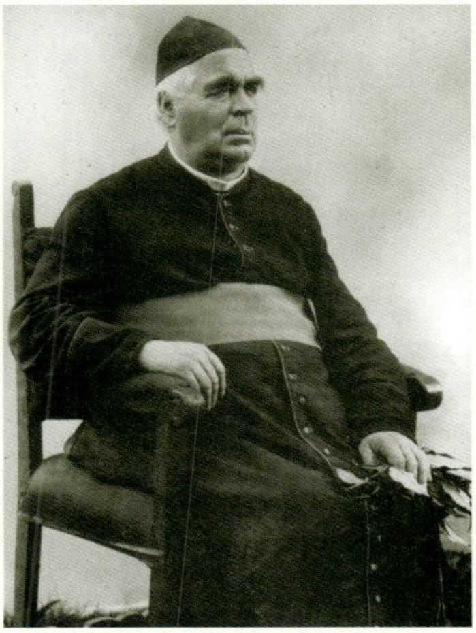

Die Lebensgeschichte des Sebastian Kneipp

Pfarrer Sebastian Kneipp gehörte zu Lebzeiten zu den bekanntesten Persönlichkeiten und sein Name ist heute noch immer ein Begriff. Seine Bücher „So sollt ihr leben" und „Meine Wasserkur" wurden bis heute in 14 Sprachen übersetzt.

17. Mai 1821: Geburtstag Sebastian Kneipps als Sohn einer armen Weberfamilie in Stefansried bei Ottobeuren. Er lebte in sehr armen Verhältnissen. Sein größter Wunsch war es, Priester zu werden, was in seiner Situation unmöglich schien.

1842 fand er schließlich Hilfe bei Kaplan Matthias Merkle.

1848 begann er mit dem Theologiestudium. In dieser Zeit erkrankte er an Tuberkulose. Die Ärzte hatten ihn bereits aufgegeben, und der Zufall wollte es, dass ihm ein Büchlein von Johann Siegmund Hahn in die Hände fiel, welches von der Anwendung des Wassers bei Krankheiten handelte. Den regelmäßigen Tauchbädern in der Donau verdankte er schlussendlich seine Genesung.

Mit 31 Jahren wurde er in Augsburg zum Priester geweiht.

1855 kam Sebastian Kneipp als Beichtvater für die Dominikanerinnen nach Wörishofen. Nebenbei behandelte er immer wieder arme, von den Ärzten teilweise aufgegebene Menschen mit seinen Kuren. Anzeigen und Verweise wegen Kurpfuscherei blieben nicht aus. Aufgrund der Veröffentlichung seines ersten Buches „Meine Wasserkur" vertrauten sich noch mehr Menschen seiner Hilfe an.

1888 wurde in Wörishofen das erste Badehaus eingerichtet.

Sebastian Kneipp errichtete zwei Kurhäuser, die es heute noch gibt, und ein Kinderheim. Eine besondere Anerkennung erhielt er durch Papst Leo XIII., der ihn zum „Monsignore" ernannte.

Unter dem Vorsitz von Dr. Alfred Baumgarten wurde 1894 der Internationale Verband der Kneippärzte gegründet. Dadurch reiht sich die Kneipp-Kur inzwischen in die von der Medizin anerkannten Naturheilverfahren ein.

Am 17. Juni 1897 starb Sebastian Kneipp in Wörishofen.

Seinen letzten Willen bekundete er mit dem Zitat: **„Haltet meine Lehre rein!"**

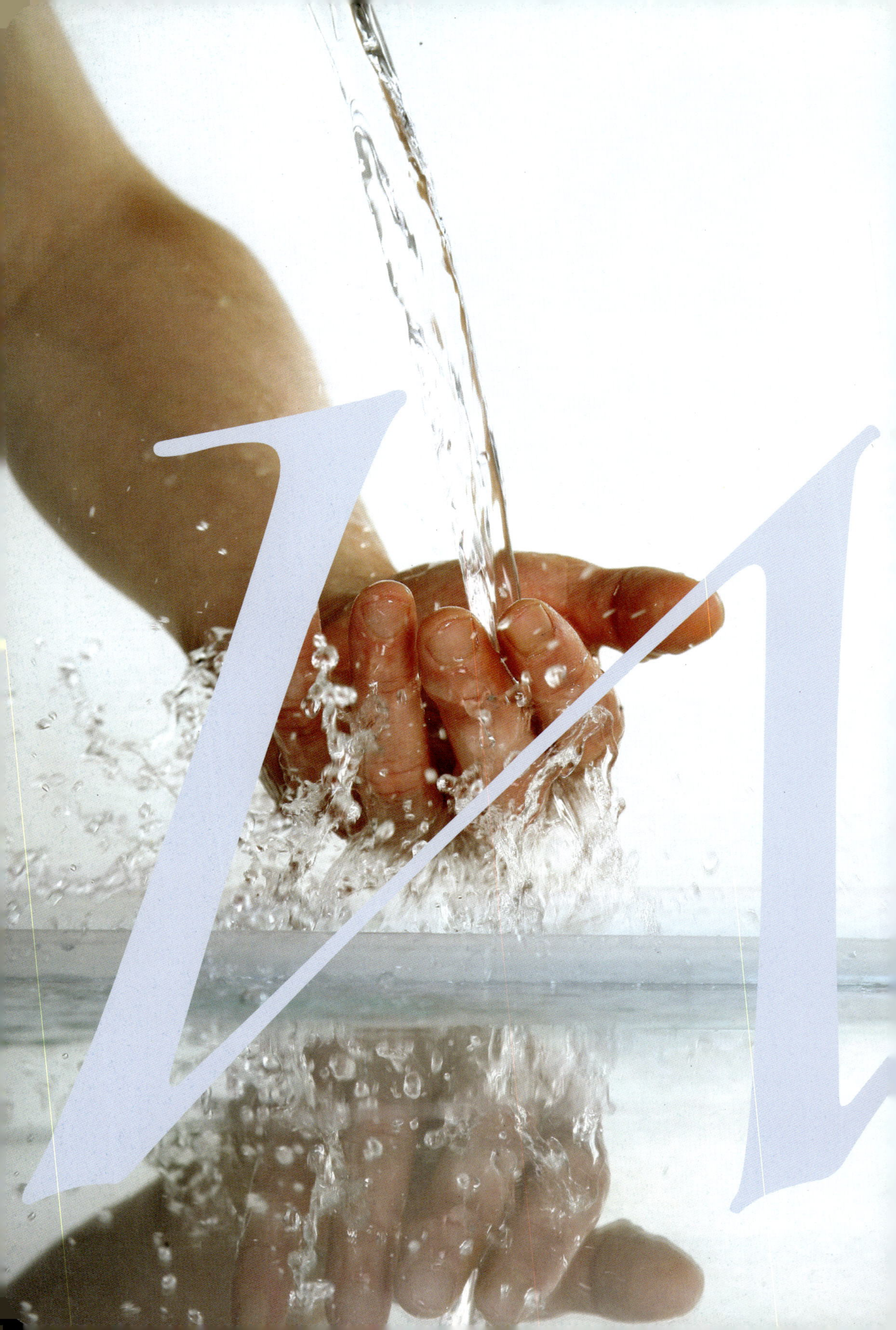

Wasser

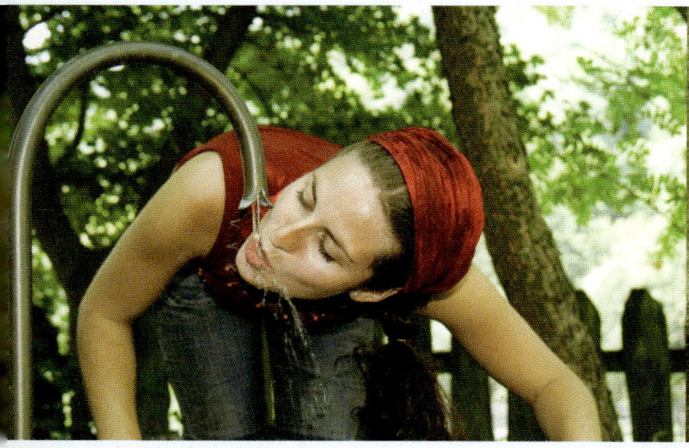

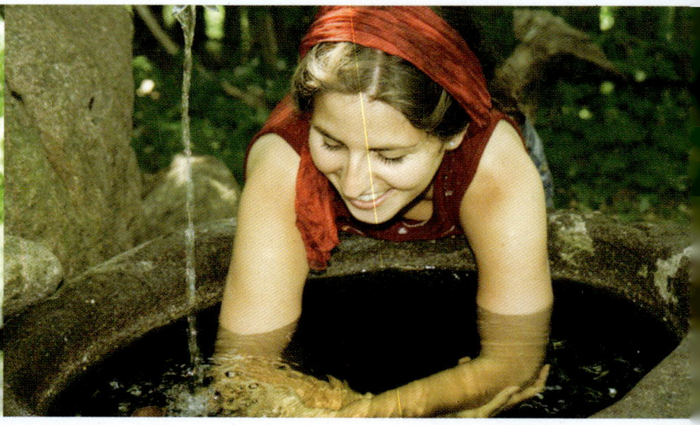

Die Wirkungen des Wassers

„Im Wasser liegt die Heilkraft. Viele hundert und tausend Gemütsleiden, Niedergeschlagenheit, halbe Verzweiflung, Mutlosigkeit, Verstimmung würden nicht stattfinden, wenn man durch das frische Wasser die Hütte des Geistes (Körper) fleißig säubern würde.“ (Sebastian Kneipp)

Wasser wirkt durch seine thermischen, chemischen und mechanischen Reize auf die Haut ein. Millionen verschiedener Sensoren senden Signale an das Gehirn und regulieren dadurch die Grundfunktionen des Körpers und stimulieren die verschiedenen Organe.

Sebastian Kneipp gilt zu Recht als der Begründer der modernen Hydrotherapie. Die Funktion des Wassers auf den menschlichen Körper vergleicht er mit dem Bleichen der Leinentücher, die durch wiederholtes Eintauchen in kaltes Wasser und Aufhängen in frischer Luft und durch gute Sonneneinstrahlung langsam weiß werden. So kann man sich auch die Ausleitung von Schadstoffen aus dem Körper und die anschließende Kräftigung vorstellen.

Kaltes Wasser oder warmes Wasser?

Kaltes Wasser verengt die Gefäße kurzfristig, die sich anschließend wieder weiten und mit mehr Blut versorgt werden. Dadurch kommt es zu einem Trainingseffekt, der auch die Haut und die tiefer liegenden Organe besser durchblutet. Durch die vermehrte Sauerstoffzufuhr werden Zellstoffwechsel und Lymphtätigkeit angeregt und der Kreislauf trainiert und entlastet. Bei akut auftretenden Schmerzen kann Kälte eine Schmerzreduktion bewirken und die Ausbreitung von Entzündungen eindämmen.

Kalt macht munter und fördert die Konzentration, lindert Kopfschmerzen, Fieber, leichte Venenentzündungen und hilft beim Abschwellen von Prellungen, Verstauchungen und Blutergüssen.

Heißes Wasser erweitert die Gefäße. Es wirkt beruhigend und entspannend. Bei chronischen Schmerzen und bei Muskelverspannungen, bei älteren Entzündungsherden wie z.B. Kieferhöhlen- und Stirnhöhlenentzündung, bei Menstruations- und Magenkrämpfen, bei Ischiasschmerzen und Gelenksbeschwerden sorgt die intensive Wärme für Linderung und Abheilung.

Milde Wärme, z.B. in Form von temperierten Wickeln, kann bei schmerzhaften überwärmten Gelenken, z.B. bei chronischer Polyarthritis, sowie bei Ohrenschmerzen und Neuralgien helfen. **Feuchte Wärme** (Wickel, Kompressen, Packungen) dringt tief in das Gewebe ein und wirkt besonders bei Rückenschmerzen, Nackenverspannungen, Stirnhöhleneiterungen, bei Bauch- und Magenkrämpfen. **Wechselwarme Anwendungen** helfen, die Körperreaktion anzukurbeln und die Abwehrkräfte zu steigern.

Jeder Mensch ist einmalig. Deshalb werden Kälte und Wärme individuell anders empfunden. So ist es bei den verschiedenen Temperaturreizen von großer Wichtigkeit, sich in erster Linie auf das eigene Gefühl zu verlassen. Eine gute Möglichkeit, den richtigen Temperaturreiz zu finden, ist, die kalte oder warme Hand auf die betreffende Stelle aufzulegen.

Do's & Dont's bei allen Wasseranwendungen

- Der Körper muss vor einer kalten Anwendung immer warm sein.
- Während der Behandlung, besonders bei kalten Reizen, tief ein- und ausatmen. So wird eine Pressatmung verhindert und die Energie kann frei fließen.
- Je kälter der Reiz, desto kürzer soll die Anwendung sein, nach dem Grundsatz: so kalt wie möglich und so warm wie nötig!
- Der subjektive Kälteschmerz ist IMMER die oberste Grenze für die Behandlungsdauer.
- Keine Anwendung auf vollem Magen, besser zwei Stunden nach dem Essen.
- Immer nur eine Anwendung ausführen, dazwischen zwei Stunden pausieren.
- Nach den Wasseranwendungen das Wasser nicht abtrocknen, sondern abstreifen und die Haut an der Luft trocknen lassen. Ausnahmen sind stark behaarte Körperstellen, welche abgetrocknet werden sollen.
- Nach der Anwendung ist die Erwärmung sehr wichtig. Sie erfolgt durch Bewegung, Anziehen oder Nachruhen. Bewegung wirkt anregend, Nachruhen beruhigend.
- Grundsätzlich gilt: Milde Reize stärken, starke Reize schwächen den Organismus. Deshalb: Weniger ist mehr!

Anwendungen zur Stärkung der Abwehrkräfte

„Nicht heftig und selten, sondern mäßig und regelmäßig“,

darin liegt das Geheimnis der Wirkkraft verschiedenster Wasseranwendungen. Sebastian Kneipp selbst erfuhr im Laufe seiner therapeutischen Tätigkeit, dass allzu starke Anwendungen hemmen und den Körper weiter schwächen, milde Reize hingegen stärken, abhärten und heilen. *„Im Auflösen, Ausleiten und Kräftigen“* erkannte Kneipp die heilenden Eigenschaften des Wassers. Die Formen, die er für seine Anwendungen wählte, waren mannigfaltig, sodass wir über 120 verschiedene Anwendungen zählen.

Trockenbürsten

Trockenbürsten ist

- ein Allheilmittel für die Energiegewinnung am Morgen
- sehr kreislaufanregend
- Schönheitspflege für eine gesunde Haut und beugt Zellulite vor

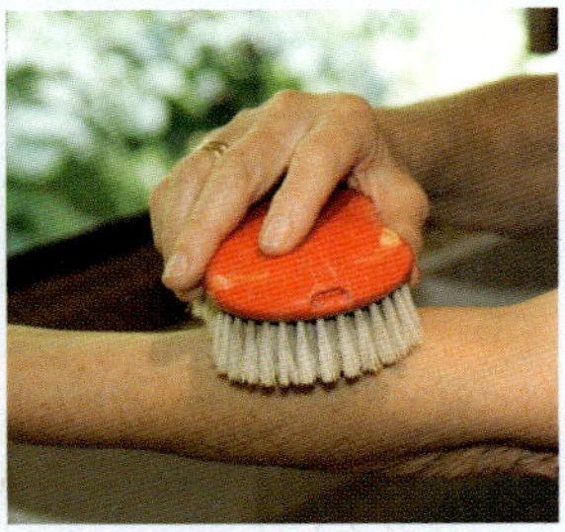

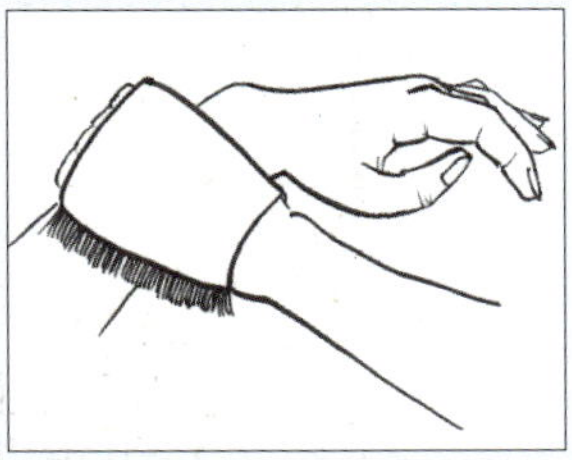

Mit einer weichen Bürste oder einem Massagehandschuh wird, am besten bei offenem Fenster, der gesamte Körper liebevoll gebürstet.

→ Wie wird's gemacht?

Mit einer weichen Bürste oder einem Massagehandschuh wird, am besten bei offenem Fenster, der gesamte Körper liebevoll gebürstet. Eine leichte Rötung genügt vollkommen. An der rechten Fußsohle beginnend, wird der gesamte Körper mit leichtem Druck kreis- oder strichförmig zum Herzen hin gebürstet. Stark behaarte Stellen, Brustwarzen und Besenreißer werden nicht gebürstet.

→ Die Anwendung wirkt:

- belebend und anregend auf die Psyche
- regulierend auf den Blutdruck

→ Tabu bei:

großer Nervosität und Schlafstörungen, Akne und entzündlichen Hautkrankheiten, Verletzungen auf der Haut. Es wird am Abend nicht von allen Menschen vertragen.

Das Luftbad

Der Aufenthalt im Freien und der maßvolle Umgang mit der Sonne ist nicht nur für die Sauerstoffversorgung unerlässlich, sondern auch für die Vitamin-D-Bildung und für den Mineral- und Kalkstoffwechsel enorm wichtig.

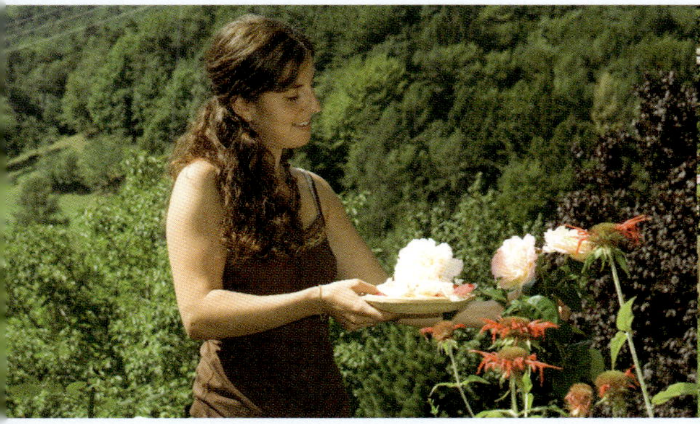

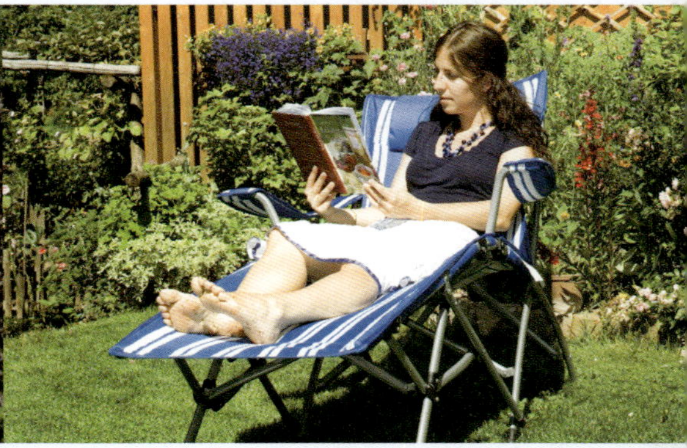

Das therapeutische Luftbad ist geeignet bei:

- Müdigkeit am Morgen
- depressiver Verstimmung
- Nervosität und Unausgeglichenheit

➔ Es wirkt:

- abhärtend auf das Immunsystem
- stabilisierend auf das vegetative Nervensystem
- gegen Blutarmut
- hautpflegend

➔ Wie wird's gemacht?

Das Luftbad setzt eine Temperatur zwischen 4 und 18° C voraus und wird am besten unbekleidet durchgeführt. Verstärkend wirken Turn- und Atemübungen sowie das Trockenbürsten.

➔ Tabu bei:

Frieren und Frösteln, Infekten

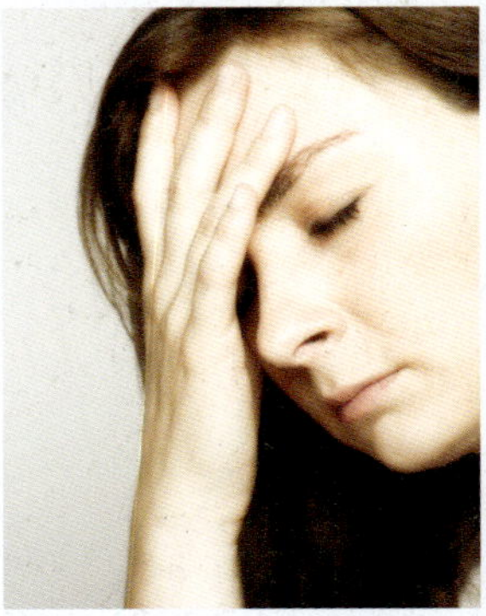

Das therapeutische Luftbad vertreibt Morgenmüdigkeit und depressive Verstimmung.

Taulaufen, Schneetreten & Wassertreten

Das Barfußgehen gilt als natürlichstes und einfachstes Abhärtungsmittel für Jung und Alt. Es wird nur mit warmen Füßen durchgeführt und kann durch verschiedene Variationen gesteigert werden:

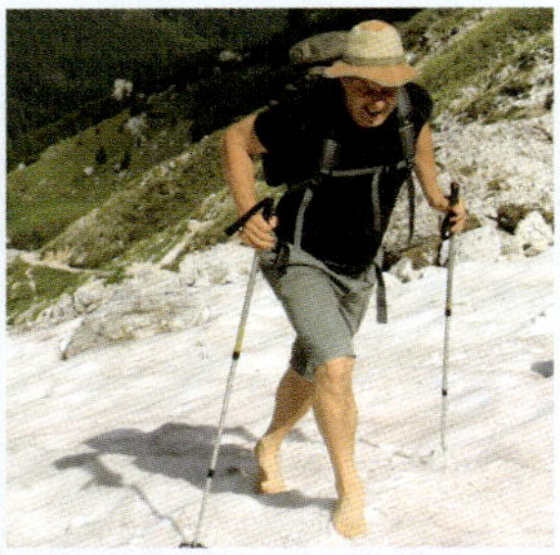

Für die Psyche des Menschen stellt das Barfußlaufen einen engen Kontakt zur Natur dar.

Taulaufen und **Schneetreten** als höchster Reiz **ist geeignet bei:**

- Abgeschlagenheit und Müdigkeit
- Krampfadern
- leichter Anfälligkeit für Infekte
- vermehrtem Fußschweiß
- chronischen Kopfschmerzen

➔ **Sie wirken:**

- kreislaufanregend
- durchblutungsfördernd
- stabilisierend auf das vegetative Nervensystem

➔ **Wie wird's gemacht?**

Sobald die Kälte als unangenehm empfunden wird, warme Socken anziehen, ohne die Füße vorher abzutrocknen. Das Taulaufen kann 10 Minuten dauern, beim Schneegehen reichen wenige Sekunden bis max. 3 Minuten. Für die Psyche des Menschen stellt das Barfußlaufen eine Erdung und einen engen Kontakt zur Natur dar, die Gleichgewicht und Stabilität im Leben fördern können.

➔ **Tabu bei:**

Menstruations- und Ischiasbeschwerden, Infekten und massiven arteriellen Durchblutungsstörungen.

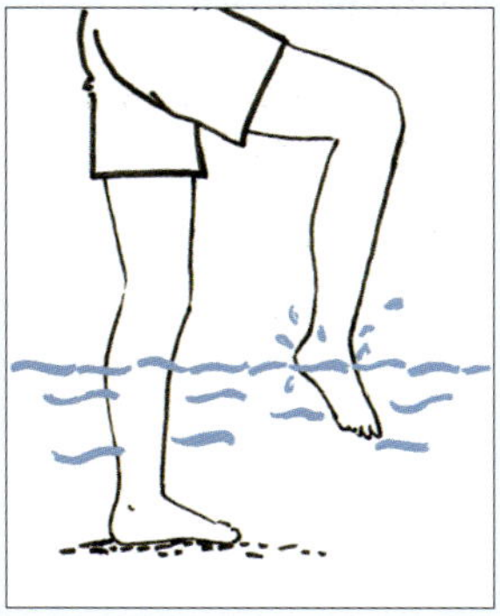

Wassertreten wirkt am Abend beruhigend und am Morgen erfrischend. **Es ist geeignet bei:**

- Neigung zu hohem Blutdruck
- Krampfadern
- Einschlafstörungen
- Kopfschmerzen
- Fußschweiß
- müden Beinen, besonders nach einem anstrengenden Tag oder einer langen Wanderung

→ **Es wirkt:**

- venenkräftigend und entstauend
- vorbeugend gegen Infekte

→ **Wie wird's gemacht?**

Im Storchengang durch das Wasser steigen, d.h., bei jedem Schritt das Bein ganz herausheben und dabei die Zehenspitzen nach unten strecken. Die Anwendung kann in der Natur oder zu Hause mit Hilfe eines Eimers durchgeführt werden. Das Wasser sollte bis eine Handbreit unter das Knie reichen. Nach Eintreten des Kältereizes das Wasser abstreifen und für Wiedererwärmung sorgen.

→ **Tabu bei:**

Nieren- oder Blasenleiden und Unterleibsinfektionen, während der Menstruation, bei Ischiasschmerzen, Frösteln und kalten Füßen, Raucherbein

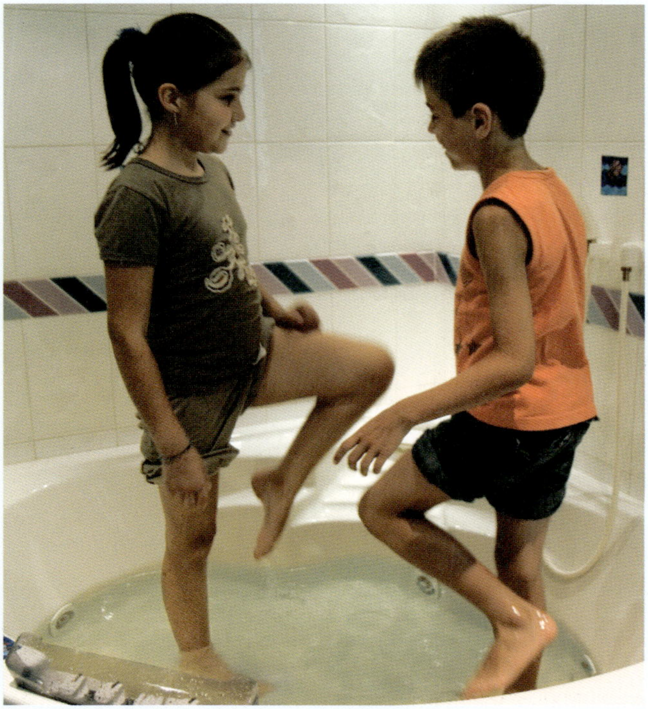

Über die Erde sollst du
barfuß gehen.
Zieh deine Schuhe aus,
Schuhe machen blind.
Du kannst doch den Weg
mit den Zehen sehen,
auch das Wasser und
den Wind.

Sollst mit deinen Sohlen
die Steine berühren,
mit ganz nackter Haut.
Dann wirst du bald spüren,
dass die Erde dir vertraut.

Spür das nasse Gras
unter deinen Füßen
und den trockenen Staub.
Lass dir vom Moos die
Sohlen streicheln und küssen
und fühl das Knistern
im Laub.

Steig hinein,
steig hinunter in den Bach
und lauf aufwärts,
dem Wasser entgegen.
Halte dein Gesicht unter
den Wasserfall,
dann sollst du dich in die
Sonne legen.

Leg deine Wange auf die Erde,
riech ihren Duft und spür,
wie aufsteigt aus ihr
eine ganz große Ruh,
und dann ist die Erde
ganz nah bei dir
und du weißt:
Du bist ein Teil von allem
und gehörst dazu.

Martin Auer

Wasseranwendungen nach Sebastian Kneipp

Waschungen

Sie zählen zu den mildesten Anwendungen der Kneipptherapie und können je nach Reizstärke bei Jung und Alt, bei Gesunden und Kranken durchgeführt werden. Waschungen haben eine regulierende Wirkung auf den Wärmehaushalt, die Blutzirkulation und die Transpiration durch die Haut. Sie dienen der Stärkung des gesamten Organismus und der gezielten Unterstützung bei Schlafschwierigkeiten, zur Fiebersenkung und bei Verdauungsproblemen. Nur Regelmäßigkeit führt zum gewünschten Erfolg. Kalte oder temperierte Waschungen müssen zügig durchgeführt werden.

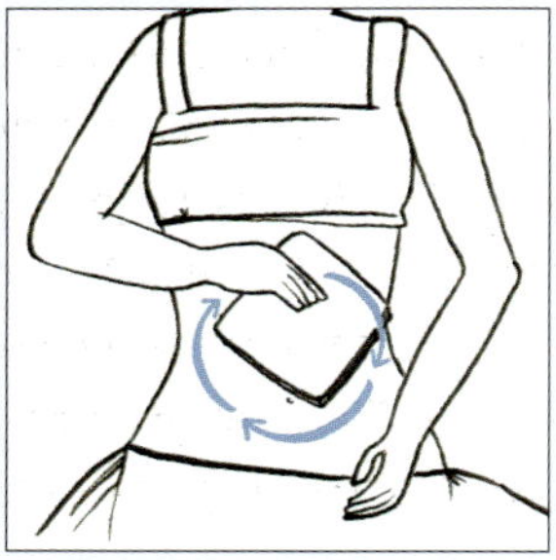

Waschungen haben eine regulierende Wirkung auf den Wärmehaushalt.

Die Leibwaschung ist eine dieser Formen.

➔ **Sie wirkt bei:**

- Verdauungsschwierigkeiten und Verstopfung
- Einschlafschwierigkeiten

➔ **Wie wird's gemacht?**

Den Bauch im Uhrzeigersinn mit einem kalt-feuchten Waschlappen kreisförmig massieren. Den Waschlappen wenden, sobald er sich erwärmt hat. Wird die Bauchwaschung im Liegen ausgeführt, kann sich der Bauchmuskel besser entspannen.

➔ **Tabu bei:**

Harnwegsinfektionen

Die kalte Ganzkörperwaschung setzt sich aus mehreren Teilwaschungen zusammen, die jede einzeln für sich durchgeführt werden kann. Auch schwerkranke Menschen empfinden diese Form der Waschung als angenehm und erfrischend. Der entsprechende Temperaturreiz wird von kalt bis temperiert gewählt. Als Zusätze können Salz (1 EL/1 l Wasser) oder Essig (1:3) verwendet werden.

➔ Sie ist geeignet bei:

- kalten Händen und Füßen
- Bettlägerigkeit
- Schlafschwierigkeiten
- niedrigem Blutdruck
- Abwehrschwäche
- Nervosität

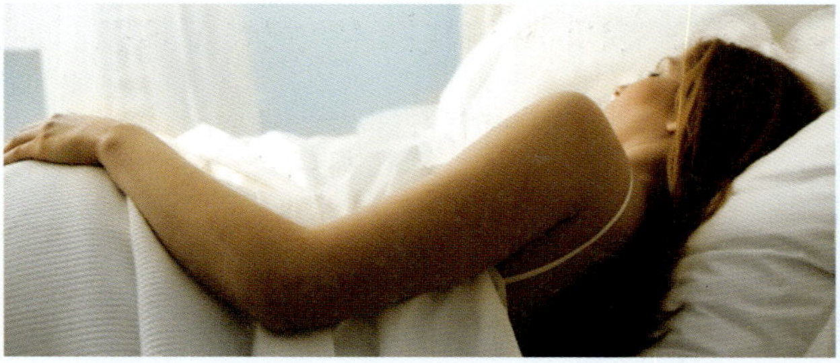

➔ Wie wird's gemacht?

Eine Ganzkörperwaschung sollte höchstens zwei Minuten dauern. Gleich nach der Waschung ankleiden und sich bewegen oder sich nochmals ins Bett legen, gut zudecken und nachruhen. Die Ganzkörperwaschung kann in zwei Etappen durchgeführt werden. Der erwärmte Lappen wird umgedreht oder neu benässt. **Oberkörperwaschung:** Beginnend beim rechten, kleinen Finger in drei zügigen Strichführungen an der Armaußenseite bis zur Achsel hochfahren, über den Mittelarm zu den Fingern zurück und am Innenarm wieder hinauf zur Achselhöhle. Dasselbe wird beim linken Arm wiederholt. Den Hals von rechts nach links umfahren und in Längsstrichen Brust und Taille waschen. Die Brust der Frau mit einer liegenden Acht umfahren. **Rückenwaschung:** Sie kann auch mit einem größeren auseinandergefalteten Tuch durchgeführt werden, das mit beiden Händen über den Rücken gezogen wird. **Unterkörperwaschung:** An der rechten kleinen Zehe beginnend, über die Beinaußenseite bis zum Gesäß und über die vordere Beinmitte zum Fuß zurückfahren. Das Tuch wenden und an der Beininnenseite bis zur Leistenbeuge hochfahren, weiter zur Hüfte, dann zum Gesäß. Dieses umkreisen und entlang der hinteren Beinmitte wieder zurück zur Ferse kommen. Mit dem linken Bein gleich verfahren. Zum Abschluss beide Fußsohlen waschen.

➔ Tabu bei:

Frieren und Frösteln

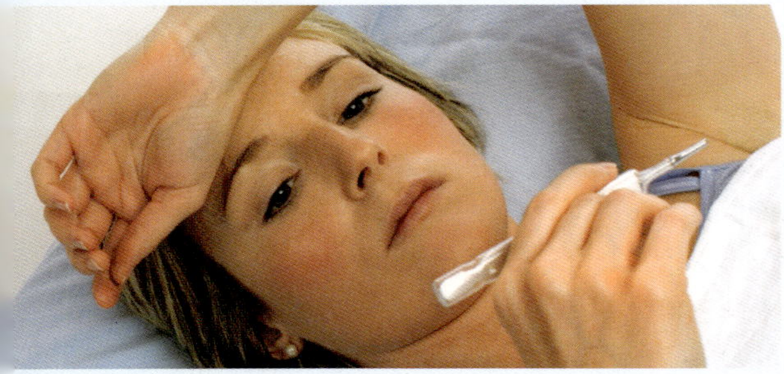

Die Serienwaschung ist das geeignetste Mittel, Fieber auf schonende Art und Weise zu senken. Während des Fröstelns beim Fieberanstieg soll warmes Wasser benutzt werden.

➔ Sie ist geeignet bei:

- akuten fieberhaften Infektionskrankheiten

➔ Wie wird's gemacht?

Entweder nur die Unterarme oder die Unterschenkel waschen. Nach der Waschung den Körper wieder zudecken. Der Vorgang sollte ungefähr 5 x alle 15 bis 20 Minuten wiederholt werden. Sobald es zum Schweißausbruch kommt, die Person zugedeckt mindestens eine Stunde nachruhen lassen. Dann den Körper lauwarm abwaschen und abtrocknen und eventuell die Wäsche wechseln.

Güsse

Güsse sind intensive Anwendungen mit großer Wirkung. Zu Recht sagt Kneipp deshalb:

„Wer das Gießen versteht, ist ein Künstler in der Heilkunde."

➔ Wie wird's gemacht?

Beim Gießen wird die Haut mit einem weichen und vollen Wasserstrahl ummantelt. Dazu eignen sich ein Gummischlauch oder ein Aufsatz mit Gießrohr, im Notfall auch ein verstellbarer Brausekopf. Der Druck des Wasserstrahles sollte bei aufgestellter Schlauchführung eine Handbreit über die Schlauchmündung sprudeln.

Wichtig ist das Prinzip des Einschleichens, d.h.

1. immer herzfern beginnen
2. auf eine für die betreffende Person gut verträgliche Temperatur achten
3. erst dann den Guss langsam intensivieren!!!

Wechselgüsse bewirken vor allem ein Gefäßtraining, kalte Güsse sind sehr erfrischend und belebend. Hier wird, je nach Körperteil, unterschieden zwischen:

Knie-,	Arm-,	Rücken-,
Schenkel-,	Brust-,	Gesichts-,
Unter-,	Ober-	und Vollguss.

Größere Güsse eignen sich am Morgen, wenn der Körper noch die nötige Bettwärme hat. Kleinere Güsse können auch am Nachmittag oder am Abend durchgeführt werden.

➔ Wie wird's gemacht?

1 Minute warm, 10 bis 20 Sekunden kalt, 1 Minute warm, mit kaltem Wasser abschließen und dieses anschließend nur abstreifen. Den Körper oder den behandelten Körperteil durch Bewegung erwärmen oder nachruhen.

Ein Wechselguss ist in seiner Wirkung nicht mit einer Wechseldusche vergleichbar. Dennoch vermag auch sie zu kräftigen und den Kreislauf anzuregen.

Der kalte Knieguss ist geeignet bei:

- Krampfadern und heißen Beinen
- Bluthochdruck
- chronisch kalten Füßen und den damit verbundenen Erkrankungen der Harnwege und des Dickdarms
- Senk-, Platt und Spreizfüßen

➔ Wie wird's gemacht?

Die Füße sollten nicht direkt im kalten Wasser, sondern auf einem Lattenrost stehen. An der rechten kleinen Zehe beginnend, den Wasserstrahl seitlich des Schienbeins bis eine Handbreit oberhalb der Kniescheibe entlangführen. Schlauch hin- und herschwenken, sodass die gesamte Wade von einem glatten Wassermantel umhüllt wird. An der Innenseite bis zur großen rechten Zehe hinunterfahren. Dasselbe mit dem linken Fuß wiederholen und abschließend beide Fußsohlen begießen. Wasser mit den Händen abstreifen und sich warm laufen oder anziehen.

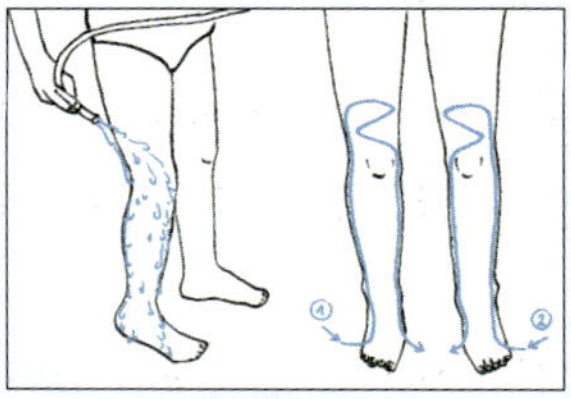

An der rechten kleinen Zehe beginnend, den Wasserstrahl seitlich des Schienbeins bis eine Handbreit oberhalb der Kniescheibe entlang führen.

➔ Tabu bei:

extrem niedrigem Blutdruck

➔ Vorsicht bei:

Menstruation, Kreuzschmerzen, Ischias und Nieren-, Blasen- und Unterleibserkrankungen

Der Wechsel-Schenkelguss ist eine Steigerung des Kniegusses und **geeignet bei:**

- Blasenschwäche
- Venenproblemen
- schwachem Bindegewebe und Zellulite
- Kreuzschmerzen

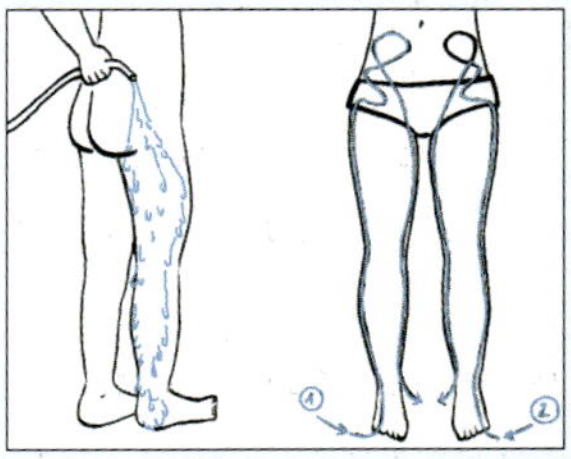

An der rechten kleinen Zehe beginnen, entlang der Beinaußenseite bis über das Gesäß fahren.

➔ Wie wird's gemacht?

Nur bis zur Gürtellinie entkleiden, um Wärmeverlust zu vermeiden. An der rechten kleinen Zehe beginnen, entlang der Beinaußenseite bis über das Gesäß fahren und den Schlauch einige Male hin- und herschwenken. Fuß nach außen drehen und den Wasserstrahl in die Leistenbeuge führen. Dann an der Innenseite des Schenkels nach unten bis zur großen Zehe fahren. Dasselbe beim linken Bein durchführen und abschließend beide Fußsohlen begießen. Den Wechsel-Schenkelguss bis zur guten Erwärmung ca. eine Minute mit 36 bis 38° C warmem Wasser beginnen, kalt abgießen für ca. 20 Sekunden, eine Minute warmes Wasser anwenden und mit kurzem kaltem Guss beenden (= warm, kalt, warm, kalt).

Der temperaturansteigende Lumbalguss ist ein Wundermittel bei Rückenschmerzen im Lendenwirbelbereich und besonders **geeignet bei:**

- Verspannungen und Hexenschuss

➔ Wie wird's gemacht?

Die optimale Durchführung erfordert eine zweite Person und dauert ca. 15 Minuten. Auf einen wasserfesten Hocker in die Dusche setzen oder auf ein Brett, welches quer über die Badewanne gelegt wird. Das Gesäß schaut dabei leicht über die Sitzfläche hinaus, der Oberkörper ist bedeckt. Der Wasserstrahl wird auf Ellbogenhöhe mit einer Temperatur von ca. 34° C auf die Wirbelsäule gerichtet. Der Temperaturreiz soll als angenehm empfunden werden. Langsam und gleichmäßig wird die Wassertemperatur bis zur Verträglichkeitsgrenze erhöht, bis eine deutliche Rötung sichtbar ist. Anschließend gründlich abtrocknen und den Rücken am besten zusätzlich mit Johanniskrautöl einmassieren. Im Bett, in einer für die Wirbelsäule entspannten Lage nachruhen.

➔ Tabu bei:

akuten Entzündungen im Lumbalbereich

Der kalte Gesichtsguss ist „DER" Anti-Aging-Schönheitsguss. Er **ist geeignet bei:**

- kopflastig arbeitenden Menschen
- Augenmüdigkeit, Akne und Falten
- Kopfschmerzen und Migräne
- Herzrasen

➔ Wie wird's gemacht?

Handtuch als Kleiderschutz um den Hals legen und den Kopf über die Badewanne beugen. Den Schlauch aufrecht halten und von der rechten Stirnseite nach links ziehen. Mehrmals über die Stirn hin- und zurückfahren. Anschließend mit einigen Längszügen von der Stirn zum Kinn fahren, erst rechts, dann

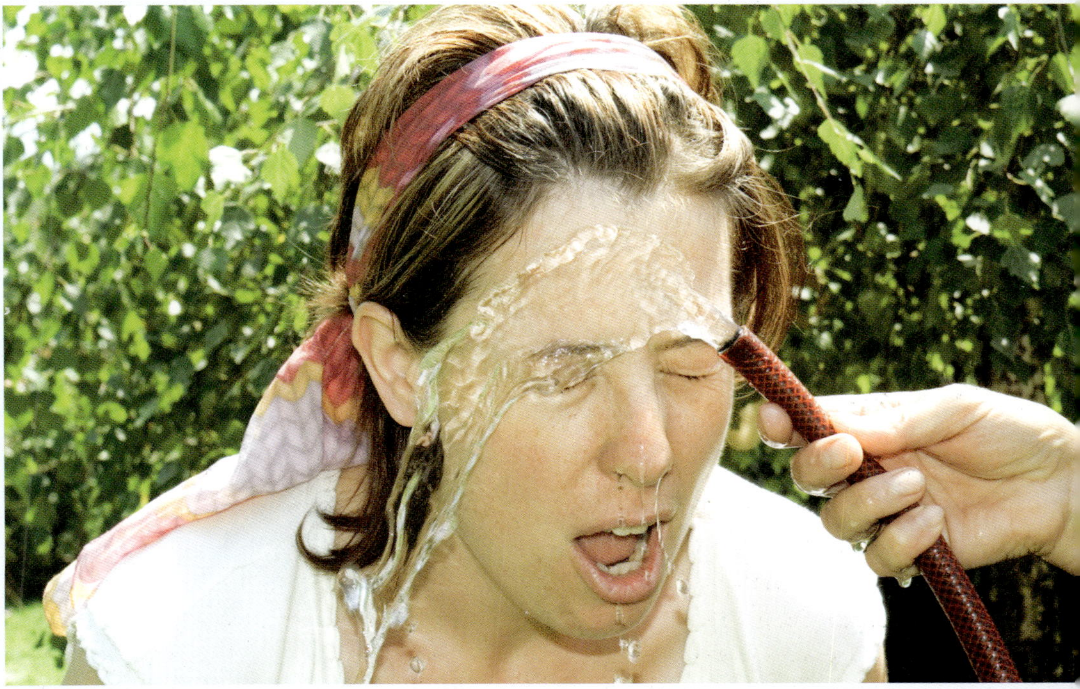

links neben der Nase. Am Ende mehrmals das Gesicht umkreisen, zwischendurch tief ein- und ausatmen und abschließend über die Stirnmitte und Nasenspitze zum Kinn ausfahren. Gesicht trocken tupfen.

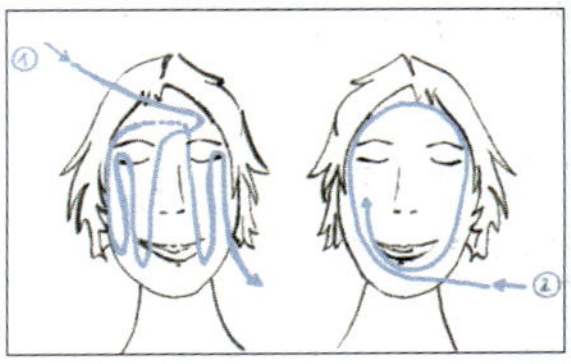

Am Ende mehrmals das Gesicht umkreisen.

➔ Tabu bei:
Augenleiden, grünem und grauem Star, Nervenentzündungen des Gesichtes, akuten Nebenhöhlenerkrankungen und Schnupfen

Der kalte Abguss stabilisiert den Kreislauf nach großen warmen Anwendungen wie Sitz-, Halb- oder Vollbädern und nach einem Saunagang.

➔ Wie wird's gemacht?
Das rechte Bein entlang der Außenseite bis zum Gesäß und dann

nach vorne über die Leiste entlang der Innenseite bis zur großen Zehe abgießen. Dasselbe am linken Bein. Zuerst den rechten, dann den linken Arm bis zur Schulter abgießen. Den Bauch kreisförmig umfahren und dann nach oben gehen bis zur Schulter und das Wasser über den Rücken abfließen lassen. Wechseln zur linken Seite und mit einem Gesichtsguss abschließen. Nach dem Saunieren muss unbedingt auch der Kopf kalt abgegossen werden. Haare abtrocknen, das Wasser abstreifen und ruhen.

➔ **Vorsicht bei:**
Kreislaufschwäche

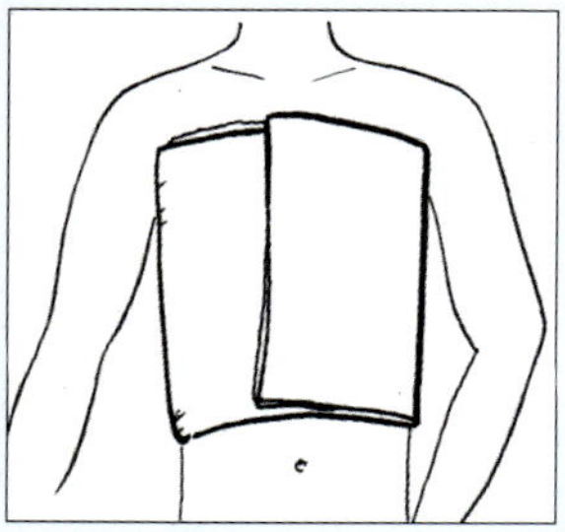

Es ist darauf zu achten, dass der Wickel richtig angelegt ist.

Wickel, Kompressen & Auflagen

Sie wirken besonders gut bei Stauungen bzw. erhöhter Temperatur. Dabei ist darauf zu achten, dass der Wickel richtig angelegt ist. Die Hinzunahme verschiedenster pflanzlicher Zusätze wie z.B. Essig bei Fieber, Topfen bei Schwellungen, Zinnkraut zur Wundbehandlung, Eichenrinde zum Zusammenziehen oder Heublumen bei Schmerzen wirkt verstärkend.

Ein **Wickel** besteht aus 3 Schichten:

1. Die innerste Schicht bildet ein grob poröses Leinentuch, welches in Wasser getaucht wird.
2. Darüber wird ein größeres Leinen- oder Baumwolltuch trocken um das erste Tuch geschlagen.
3. Als letzte Schicht wird mit einer Wolldecke bzw. einem -tuch abgedeckt und dadurch die Wärme gestaut.

Wir unterscheiden zwischen **Hals-, Brust-, Waden-, Bein-, Armwickel, Lenden- und Kurzwickel**. Je nachdem, welche Wirkung erzielt werden soll, verwendet man wärmeentziehende (z.B. bei Fieber), wärmestauende (z.B. Kreislaufaktivierung) oder schweißtreibende (z.B. Stoffwechselanregung) Wickel.

Die günstigste Zeit für einen Wickel ist morgens vor dem Aufstehen oder abends vor dem Schlafengehen. Nach einer Hauptmahlzeit muss eine zweistündige Pause berücksichtigt werden. Nach der Anwendung sollte noch etwa eine halbe Stunde geruht werden, damit sich Haut und Organe wieder beruhigen. Die Wickeltücher müssen nach jedem Gebrauch bei mindestens 80° C gewaschen werden. Die verwendeten Zusätze dürfen nicht wiederverwertet oder an Tiere verfüttert werden, da sie sehr viele Giftstoffe enthalten.

Der wärmeentziehende kalte Wickel wird

- bei lokalen Entzündungen, Verstauchungen oder Fieber angewendet und entzieht dem Körper Wärme
- so kalt wie möglich und nur leicht ausgewrungen angelegt
- angewendet mit Zusätzen wie Retterspitz, Salz, Arnika oder Essig und in Kombination mit Quark (Topfen) oder Lehm
- abgenommen, wenn er nicht mehr als kühl empfunden wird, d.h. nach 5 bis 30 Minuten

Der schweißtreibende kalte Wickel wirkt:

- gegen Erkältungs- und Infektionskrankheiten; unterstützend kann eine Tasse Tee mit Holunderblüten oder Lindenblüten getrunken werden
- unterstützend bei Entschlackung & Entgiftung
- ausgleichend auf Kreislauf und Stoffwechsel

➔ Wie wird's gemacht?

Kalten Wickel anlegen und ein bis eineinhalb Stunden liegen bleiben, bis der Schweißausbruch beginnt. Wickel weitere 20 bis 30 Minuten einwirken lassen. Anschließend den Körper mit einem Tuch trocken reiben und mindestens eine Stunde im Bett nachruhen. Abschließend eine lauwarme Waschung durchführen.

Der heiße Bauchwickel mit Kamillentee ist

- das Mittel der Wahl bei Bauchschmerzen und Menstruationsproblemen, Magenkrämpfen, bei Blähungen, bei Einschlafschwierigkeiten und Dreimonatskrämpfen von Babys
- unterstützend beim Stoffwechsel
- entspannend und ausgleichend für die Psyche, gilt doch der Bauch als zentraler Ort der Gefühle. Somit lassen sich Blockaden und Ängste positiv beeinflussen.
- stärkend für Leber und Niere

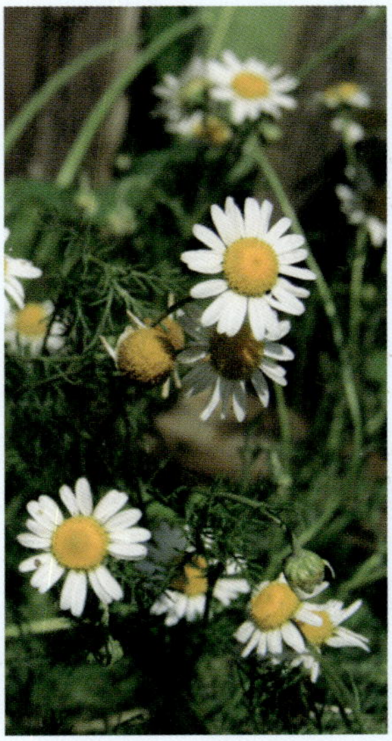

Kamille

→ Wie wird's gemacht?

Kamillentee zubereiten (1 bis 2 EL Tee/1 l Wasser). Ein Wolltuch mit der Breite des Bauchbereiches unter den Rücken des Patienten und darauf ein Zwischentuch legen. Ein Handtuch über eine Schüssel breiten. Darauf das von beiden Seiten eingerollte Innentuch legen und mit dem heißen Kamillentee übergießen. Mit Hilfe des Handtuches kräftig auswringen. Die Temperatur des Tuches soll zuerst am Rücken des Patienten getestet und dieses dann so heiß wie möglich angelegt werden. Dazu das Innentuch auf die anderen zwei vorbereiteten Tücher legen und seine Enden straff um den Bauch wickeln. Mit den restlichen Tüchern gleich verfahren. Das Wolltuch mit einer Sicherheitsnadel oder einer Bauchbinde fixieren und eventuell eine mit warmem Wasser gefüllte Wärmeflasche darüberlegen. Nach ca. 20 Minuten den ausgekühlten Wickel abnehmen und nachruhen. Sollte der Patient inzwischen eingeschlafen sein, kann der Wickel die ganze Nacht am Körper bleiben.

Als einfachere Alternative kann eine heiße Dampfkompresse gute Hilfe leisten.

Dampfkompressen und **Packungen** sind Auflagen, die mit Säckchen oder gefalteten Tüchern durchgeführt werden und mit verschiedenen Zusätzen gefüllt werden können. Es ist darauf zu achten, dass die Kompressen so heiß wie möglich aufgelegt werden. Deshalb ist Vorsicht geboten, damit es zu keinen Verbrennungen kommt, da die Wärme durch das enge Umwickeln verstärkt wird.

Heiße Kartoffeln bei Nackenverspannungen: 1 bis 2 heiße Pellkartoffeln in ein Geschirrtuch einpacken und mit der Handfläche zerdrücken.
Das Säckchen kann mit Hilfe eines entsprechend großen Tuches, einer Strumpfhose oder eines Schals am Nacken so heiß wie möglich fixiert werden.

TIPP: Ein Haushaltspapier auf dem Geschirrtuch erspart das mühevolle Entfernen der Kartoffelrückstände.

Leinsamensäckchen bei Stirnhöhlen- und Kieferhöhleneiterungen: Ca. 150 g Leinsamen schroten und mit 0,25 l Wasser aufkochen. 1 EL dieser Paste auf ein Taschentuch streichen und so warm wie möglich auf die entzündete Stelle auftragen. Mit einem weiteren Tuch leicht abdecken. Die Kompresse erneuern, sobald sie abgekühlt ist. Die alte nicht mehr verwenden.

TIPP: Die Päckchen können auch mit Papiertaschentüchern hergestellt werden.

Thymiankompresse bei Husten und entzündeten Atemwegen: Ein großes gefaltetes Flanelltuch mit Thymiantee übergießen, mit Hilfe eines Handtuches fest auswringen und auf den Brustbereich legen. Die Kompresse mit einem weiteren Tuch fixieren.

Heublumensack bei Nackenverspannungen oder im Lendenwirbelbereich: Den Heublumensack befeuchten und dann auf der Heizung oder auf dem Gitterrost im Backrohr erwärmen. Beim Lendenwickel zuerst die Tücher vorbereiten. Der Heublumensack wird im Lendenwirbelbereich unter die Person gelegt. Achtung auf die Verbrennungsgefahr, besonders, wenn der Heublumensack feucht-heiß ist! Anschließend mit den beiden trockenen Tüchern straff und ohne Faltenbildung fixieren. Im Nackenbereich gleich verfahren wie mit den heißen Kartoffeln. Die Packung wird abgenommen, wenn sie nicht mehr als warm empfunden wird.

→ **Tabu bei:**
akuten Beschwerden des Ischias, Hexenschuss

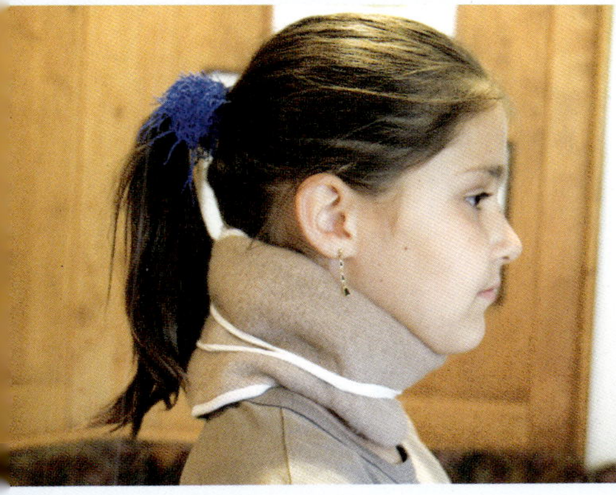

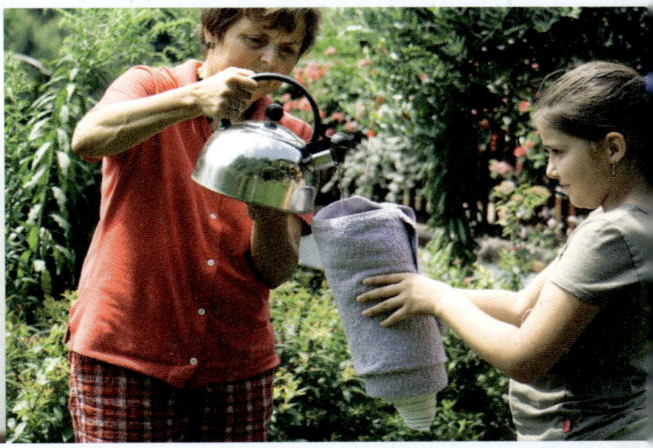

Die heiße Rolle ist geeignet bei:

- rheumatischen Beschwerden
- Muskelverspannungen
- Blähungen
- als optimale Vorbereitung für eine Massage

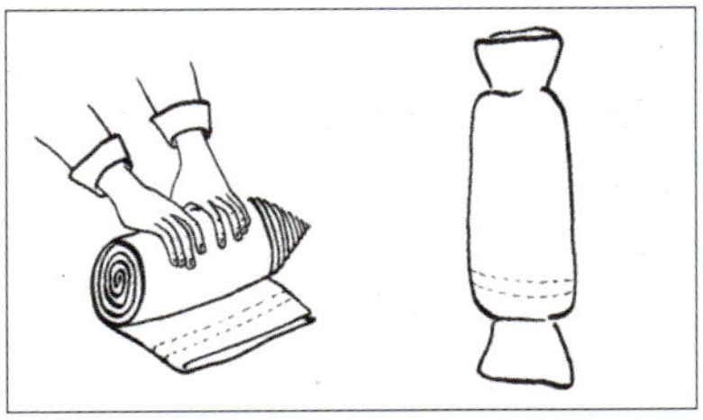

→ **Wie wird's gemacht?**
Ein Handtuch der Länge nach zusammenfalten und trichterförmig einrollen. Zusätzlich ein zweites und ein drittes Handtuch straff darüberrollen. Einen Liter heißes Wasser in den Trichter gießen. Wenn die Rolle gut gewickelt ist, tropft kein Wasser aus dem Trichter heraus. Den Trichter in ein weiteres größeres Handtuch bonbonartig einwickeln. Mit dieser Rolle über den Rücken massieren. Als Abschluss Rheuma- oder Bronchialsalbe kreisend einmassieren und gut warm halten.

Inhalationen

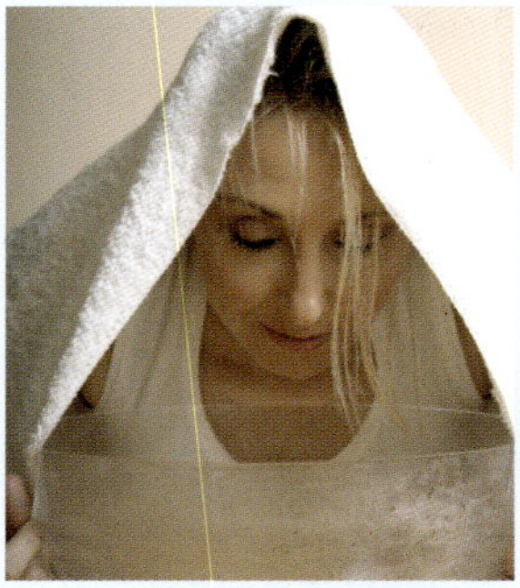

Inhalationen sind geeignet bei:

- Erkältung, Husten und Schnupfen
- Akne und unreiner Haut
- Nebenhöhlenentzündungen
- trockenen Schleimhäuten

➔ Wie wird's gemacht?

Einen Liter kochendes Wasser und die Zusätze wie z.B. Kamille oder Thymian in eine Schüssel geben. Den Kopf über den Dampf halten und mit einem großen Badehandtuch abdecken, sodass möglichst kein Dampf entweichen kann. Gleichmäßig durch Mund und Nase für ca. 8 bis 10 Minuten, max. 20 Minuten, atmen. Anschließend das Gesicht mit lauwarmem Wasser waschen, abtrocknen und ca. eine Stunde im Bett nachruhen.

Wichtig: Niemals sofort nach dem Inhalieren ins Freie gehen. Das kann zu Erkältungen führen! Daher ist es sinnvoll, die Anwendung vor dem Schlafengehen zu machen.

➔ Tabu bei:
grünem und grauem Star, starker Arterienverkalkung und allgemeinem Schwächezustand. Menschen mit labilem Kreislauf sollten vorsichtig sein!

Bäder und Badezusätze

Die **Bäder** gehören zu den intensivsten Anwendungen. Sie können ebenfalls lokal oder als Vollbad mit oder ohne Zusätze durchgeführt werden.

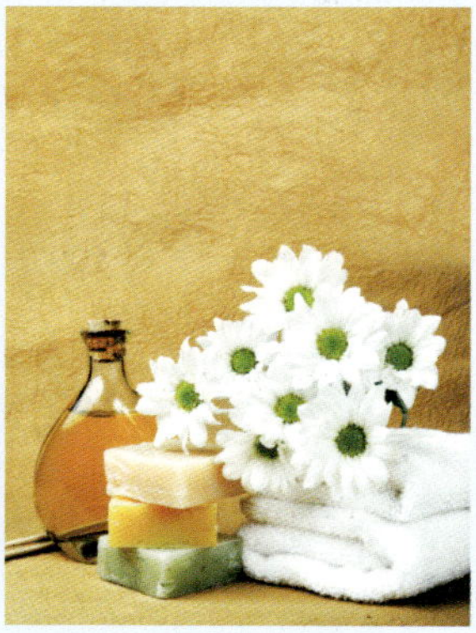

Es gibt:

- Teilbäder (Hand- und Arme, Fuß- und Unterschenkel, Sitzbäder)
- Halbbäder (die Person sitzt in der Wanne und das Wasser reicht bis zum Nabel)
- Vollbäder (die Person liegt in der Wanne und das Wasser reicht bis zum Hals)

Je nachdem, welches Ziel verfolgt wird, gibt es die Möglichkeit, zwischen

- warmen Bädern (36 bis 38° C),
- kalten Bädern (4 bis 18° C),
- Wechselbädern warm – kalt oder
- wärmeansteigenden Bädern (indifferent bis 39° C)

auszuwählen.

Bezüglich der Dauer eines Bades gelten folgende Hinweise:

- Warme Bäder zwischen 10 bis max. 20 Minuten anwenden und anschließend kurz kalt abgießen bzw. duschen.
- Kalte Bäder dauern zwischen 6 und 30 Sekunden. Die wichtigste Regel ist allerdings: das Bad beenden, sobald der persönliche Kälteschmerz erreicht ist. Kleine Bewegungen im kalten Wasser erhöhen das Kälteempfinden.
- Wechselwarme Bäder: 5 Minuten warm, 10 Sekunden kalt. 1 bis max. 2 x wiederholen. Immer warm beginnen und kalt aufhören.
- Wärmeansteigende Bäder dauern zwischen 12 und 20 Minuten.

Badezusätze

Badezusätze werden in Form von Salzen, Ölen und Aufgüssen in das Badewasser gemengt. Sie können selbst hergestellt oder als Präparate erworben werden. Bei den Präparaten ist darauf zu achten, dass sie keine Farbstoffe enthalten.

- **Eichenrinde** wirkt zusammenziehend und wird erfolgreich verwendet bei Fußschweiß und Hämorrhoiden.
- **Rosmarin** wirkt durchblutungsfördernd und krampflösend und ist erfolgreich bei Muskelschmerzen und niedrigem Blutdruck.
- **Heublumen** wirken regenerierend und entspannend, vor allem bei körperlicher Müdigkeit und Schlaffheit.
- **Lavendel** wirkt beruhigend und durchblutungsfördernd und ist sinnvoll bei Nervosität, Juckreiz und rheumatischen Erkrankungen.
- **Zinnkraut** wirkt wundheilend und wird vor allem bei Verbrennungen, zur Wundbehandlung und beim Wundliegen verwendet.
- **Wacholder** wirkt stark durchblutungsfördernd und geht in die Tiefe. Besonders hilfreich bei rheumatischen Erkrankungen und Muskelverspannungen.

- **Salz** wirkt reinigend und desinfizierend und hat seine Erfolge bei Hautunreinheiten und -erkrankungen.
- **Ziegen- und Kuhmilch, Molke** stabilisieren den Säureschutzmantel und wirken entzündungshemmend. Sie sind vor allem Schönheitsbäder, sind aber auch bei Scheideninfektionen mit Pilzen zu empfehlen.

Das kalte Armbad – „Kneippscher Kaffee" – ist ein Hit in der Schule oder beim Nachmittagstief im Büro und bei langen Autofahrten.

→ **Es ist geeignet bei:**

- körperlicher und geistiger Müdigkeit und Kopfschmerzen
- nervöser Herztätigkeit
- bei Konzentrationsproblemen

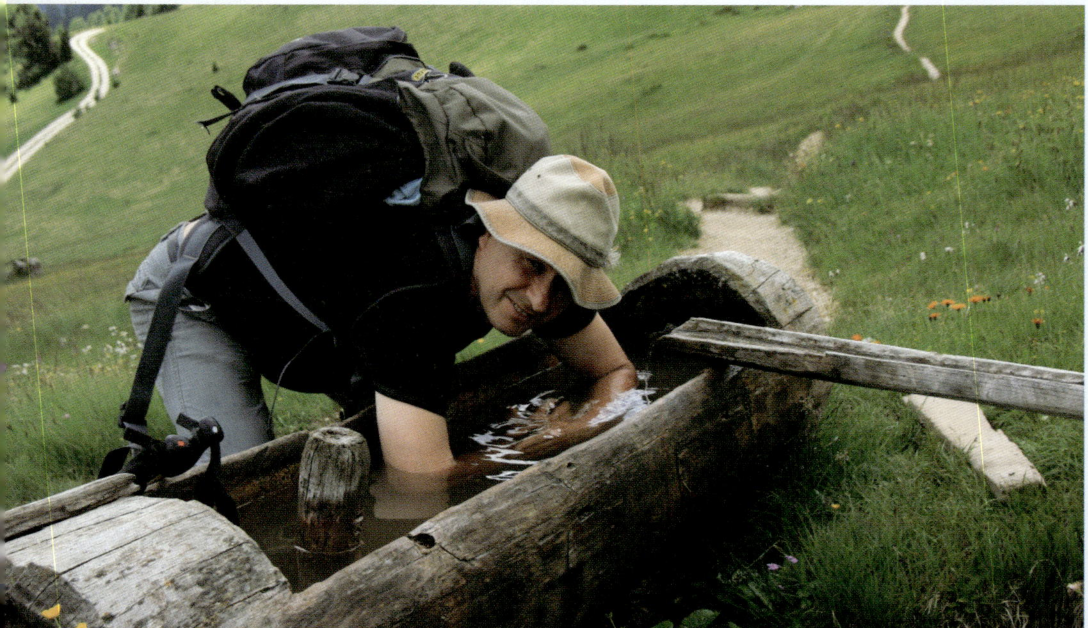

→ Wie wird's gemacht?

Wanne oder Waschbecken mit brunnenfrischem Wasser füllen, auch ein Brunnentrog eignet sich hervorragend. Erst den rechten, dann den linken Arm mit den Fingern voraus in das Wasser eintauchen, das eine Handbreit über die Ellbogenbeuge reichen soll. Zur Verstärkung die Arme und Finger leicht bewegen. Bis 30 zählen oder spätestens beim Wahrnehmen des Kälteschmerzes beide Arme wieder herausnehmen, Wasser abstreifen und an der Luft trocknen.

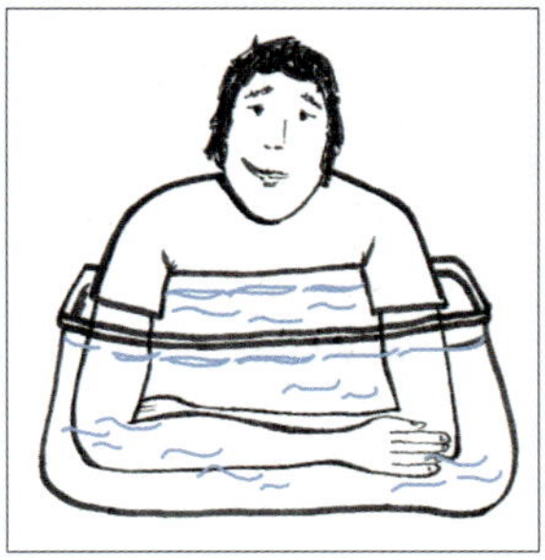

Ein kaltes Armbad erfrischt Körper und Geist.

→ Variante für unterwegs:

Zuerst den rechten Unterarm bis über die Ellbogenbeuge durch den Wasserstrahl unter dem Wasserhahn ziehen. Dabei am rechten Handrücken beginnen, entlang der Armaußenseite bis über die Ellbogenbeuge fahren, dann den Arm drehen und das Wasser über die Innenseite des Armes bis zu den Fingern zurückfließen lassen. Dasselbe mit dem linken Arm wiederholen. Das Wasser abstreifen und die Arme durch Bewegung lufttrocknen.

→ Vorsicht bei:

kalten Händen, Angina Pectoris und organischen Herzkrankheiten

Das temperaturansteigende Fußbad ist geeignet bei:

- Erkältungskrankheiten im Anfangsstadium mit Thymian als Badezusatz und Holunder- und Lindenblütentee zum Trinken
- chronisch kalten Füßen
- Menstruationsbeschwerden
- akuten und chronischen Harnwegsinfekten
- chronischen Nasenneben- und Stirnhöhlenentzündungen

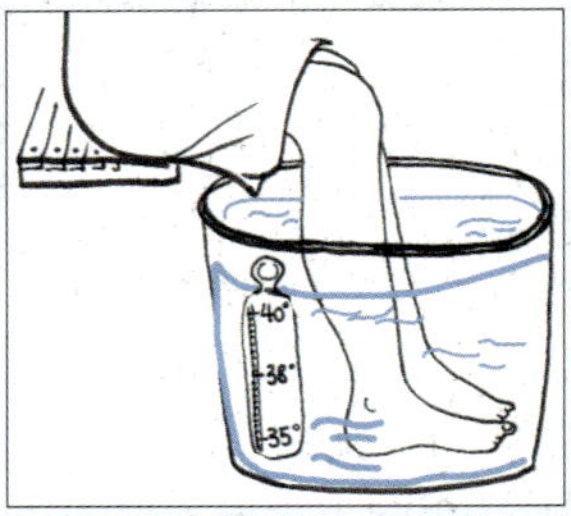

Das temperaturansteigende Fußbad ist eine intensive Anwendung bei grippalen Infekten im Anfangsstadium.

→ Wie wird's gemacht?

Oberkörper warm und zugedeckt halten. Mit 35° C warmem Wasser beginnen und innerhalb von 15 bis 20 Minuten immer wärmeres

Wasser bis max. 42° C zugießen. Das Wasser reicht bis gut über die Wadenmitte. Inzwischen sollte sich auch die Schweißbildung eingestellt haben. Anschließend abtrocknen und 15 bis 30 Minuten Bettruhe einhalten.

→ Vorsicht:
Bei Krampfadern darf das Wasser nur bis zum Knöchel reichen, den Rest immer wieder wegschöpfen oder ausrinnen lassen. Ungeeignet bei Venenentzündungen, diabetischem Fuß und Herzbeschwerden.

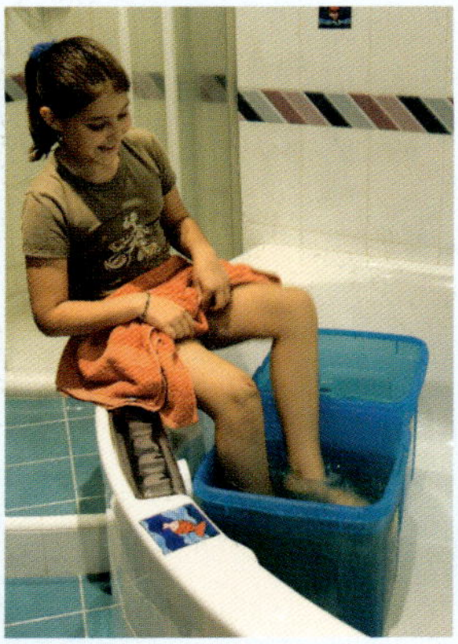

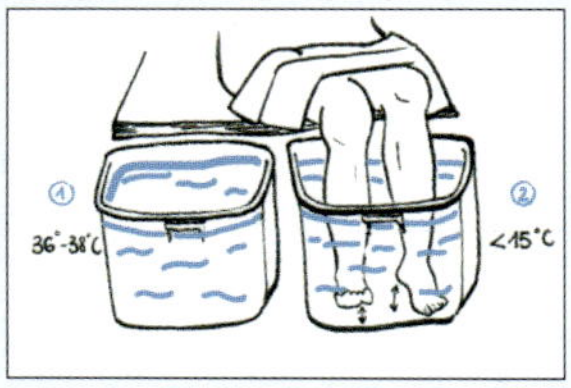

Das Wechselfußbad ist eine Allround-Anwendung bei Kreislauf- und Durchblutungsstörungen, Blutdruckschwankungen und vegetativen Schwankungen.

→ Es ist geeignet bei:
- Kopfschmerzen, Migräne und Schlafstörungen
- kalten Füßen
- niedrigem Blutdruck

→ Wie wird's gemacht?
Zwei Eimer bereitstellen. Einen davon mit kaltem (bis 18° C), den anderen mit warmem Wasser (36 bis 38° C) füllen. Das Wasser soll bis zur Wadenmitte reichen. Beine zuerst für 5 Minuten in das warme Wasser stellen. Anschließend für 6 bis 15 Sekunden ins kalte Wasser eintauchen. Den Vorgang wiederholen. Nach Beendigung des Fußbades das Wasser abstreifen, Strümpfe anziehen oder sich bewegen.

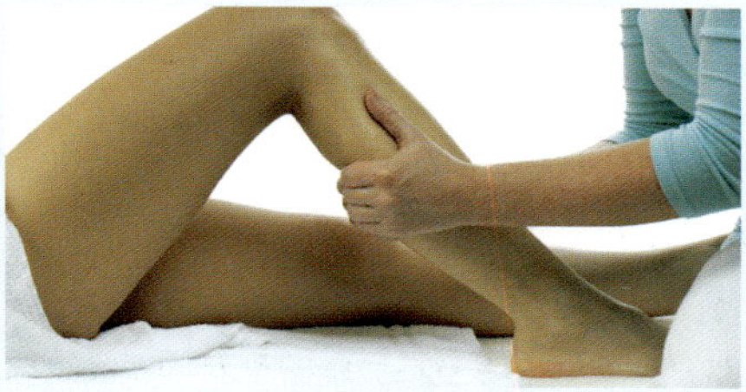

→ Vorsicht bei:
Krampfadern und diabetischem Fuß

Das kalte Halbbad oder **fröhliche Sitzbad** wird in kaltem Wasser durchgeführt und dauert max. 20 Sekunden. Das kalte Wasser bedeckt den Körper bis zur Nabelhöhe und wird max. 2 x wöchentlich durchgeführt.

➔ Es ist geeignet bei:

- chronischen Entzündungen der Beckenorgane
- nervöser Überreizung
- Darmschwäche, Verstopfung
- Überhitzung
- Wechseljahrbeschwerden

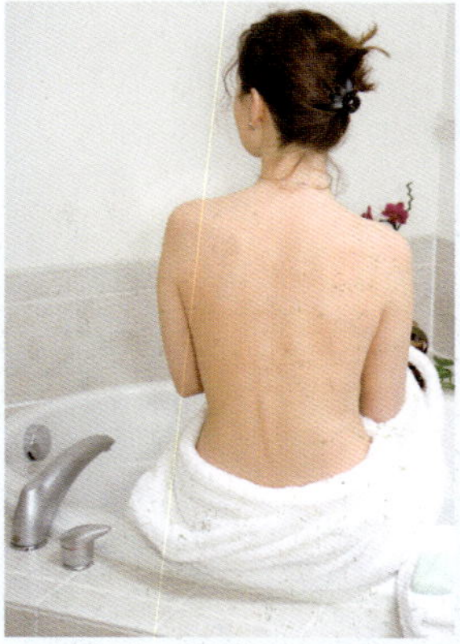

TIPP: Es gibt nichts Schöneres, als nach einer anstrengenden Bergtour ein Blitzbad in einem Gebirgsbächlein zu machen. Alle Müdigkeit ist wie weggeblasen. Nach Beendigung der Anwendung Wasser abstreifen, sofort anziehen und weitergehen.

➔ Tabu bei:

Blasenentzündung, Ischiasbeschwerden, Durchfall, Menstruation, kalten Beinen und bei Neigung zu Gefäßkrämpfen

Das warme Vollbad ist geeignet bei:

- körperlicher und seelischer Anspannung
- Grippe und Frösteln, weil schweißtreibend
- Arthrose der Wirbelsäule und der Gelenke
- Schlafstörungen

➔ Wie wird's gemacht?

Die Wanne mit Wasser zwischen 37 und 42° C heißem Wasser füllen und für max. 20 Minuten darin baden und genießen. Mit einer Kaltwaschung oder einem Abguss die Anwendung beenden. Bei

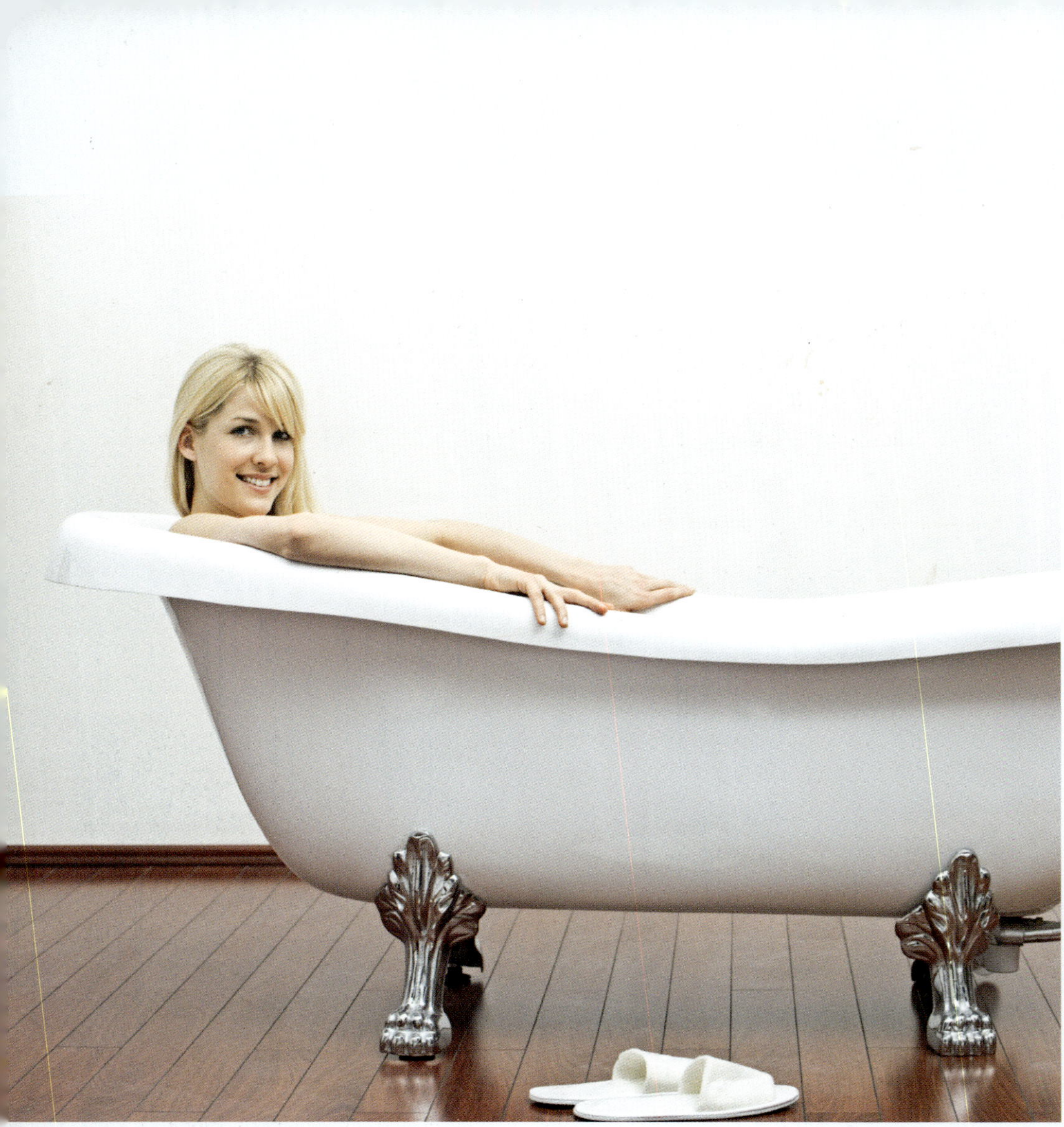

einer Temperatur bis zu 38° C und einer Dauer bis zu 10 Minuten wirkt das Bad entspannend und beruhigend. Anschließend im Bett nachruhen. Bei dieser Anwendung sollte vor und nach einer Mahlzeit eine Pause von mindestens einer Stunde eingehalten werden.

➔ Tabu bei:

Krampfadern oder Neigung zu Venenentzündungen, niedrigem Blutdruck, Herzschwäche und entzündlicher Arthritis

Über das Trinken

Der menschliche Körper besteht zu zwei Dritteln aus Wasser. Während wir ohne Nahrung für längere Zeit überleben können, ist das mit dem Flüssigkeitsbedarf anders. Bereits eine 50-prozentige Reduktion führt zum Tod. Das bedeutet, dass das Wasser vielfältige und äußerst wichtige Funktionen im Körper hat:

- ➔ Es reguliert elektrochemische Vorgänge.
- ➔ Es hilft bei der Aufnahme von wasserlöslichen Vitaminen.
- ➔ Es reguliert die Körpertemperatur.
- ➔ Es ist ein wichtiger Informationsträger.

Empfehlenswert sind folgende Getränke:

- ➔ Leitungswasser, am besten am Morgen in einen Krug füllen und tagsüber trinken
- ➔ Mineralwasser, Quell- oder Tafelwasser
- ➔ Gemüse- und Obstsäfte, am besten im Verhältnis 1:3 mit Wasser verdünnt
- ➔ Kräuter-, Früchte- oder grüner Tee

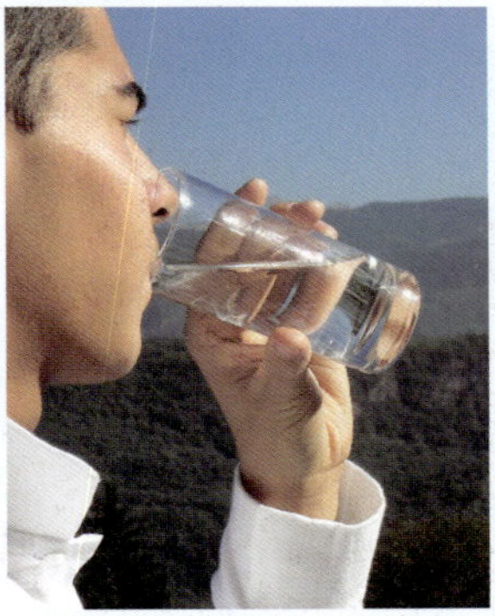

„Wir müssen tanken, wenn der Zeiger auf RESERVE steht. Sonst müssen wir bald schieben. Und dabei: Der wesentliche Lebenskraftstoff kostet nichts.“

Wie viel sollte getrunken werden?

Wir scheiden täglich auch ohne große Anstrengung ein bis zwei Liter Flüssigkeit aus. Das muss ersetzt werden. Ein Teil wird bereits durch die feste Nahrung und durch das Oxidationswasser, das beim Stoffwechselprozess anfällt, zur Verfügung gestellt. Der Rest, ca. ein bis eineinhalb Liter, sollte durch Trinken zugeführt werden.

Wie sollte getrunken werden?

Ein bildlicher Vergleich macht es deutlich: Wenn einer Pflanze mit ausgetrocknetem Wurzelballen in einer Gabe ein halber Liter Wasser zugeführt wird, so fließt es unten wieder ab, ohne die Erde wesentlich zu benetzen. Deshalb gilt der Grundsatz: Schluckweise und regelmäßig über den ganzen Tag verteilt trinken! Bei größerer Anstrengung oder heißen Temperaturen muss die Menge erhöht werden.

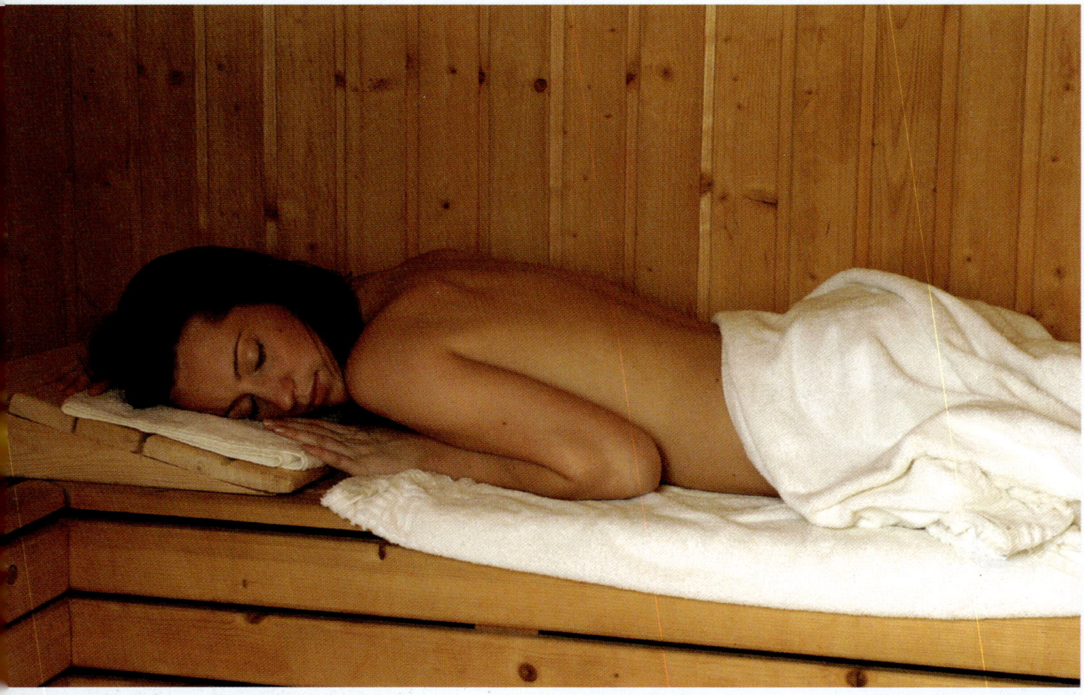

Sauna

Die Sauna ist besonders geeignet bei:

- Krankheiten des Herz- und Kreislaufsystems (niedriger Blutdruck, Bluthochdruck, Nachbehandlung ausgeheilter Herzinfarkte)
- Erkrankungen der Atemwege: chronischen Katarrhen, chronischer Bronchitis, Asthma bronchiale
- chronischem Rheumatismus und Bandscheibenschäden
- Störungen des Stoffwechsels, Ödemen
- Erkrankungen der Haut (Neurodermitis, Schuppenflechte, Akne)

→ Tabu bei:

ausgebrochener Erkältung oder grippalem Infekt, Venenentzündung oder Entzündungen innerer Organe, akuten Rheumaerkrankungen, Gefäßveränderungen, insbesondere am Herzen und im Gehirn, Epilepsie, schweren Herz- und Lungenerkrankungen, starkem Bluthochdruck, bei Beeinträchtigungen der Niere, Schilddrüsenüberfunktion

➔ **Vorbereitende Maßnahmen:**

- nicht direkt nach dem Sport saunieren
- nicht abgehetzt in die Sauna gehen und nach der Sauna gut abkühlen
- vor dem Saunieren genügend trinken und weder mit leerem, noch mit vollem Magen in die Sauna gehen
- vor dem Saunagang duschen und danach die Haut gut abtrocknen, damit das Schwitzen erleichtert wird
- ein warmes Fußbad vor dem Saunagang wärmt den Körper vor und trägt zu verbessertem Schwitzen bei
- max. 3 Saunagänge genügen

➔ **Wie wird's gemacht?**

Am Anfang ist es sinnvoll, auf den unteren oder mittleren Bänken Platz zu nehmen. Ein großes Badetuch dient als Unterlage zum Sitzen oder Liegen. Im Liegen saunieren hat den Vorteil, dass sich der gesamte Körper im selben Temperaturbereich befindet. Als Abschluss eines Saunaganges nochmals zwei Minuten aufrecht hinsetzen und die Beine etwas bewegen. Die Dauer eines Saunabades ist sehr individuell und dauert von 8 bis max. 15 Minuten. Nach dem Saunabad etwa zwei Minuten ins Freie gehen, damit die Atemwege abkühlen. Anschließend Kaltwasseranwendungen durchführen. Danach kann ein warmes Fußbad zur Entspannung dienen oder kalte Füße erwärmen. Anschließend ca. eine halbe Stunde ausruhen, bis der nächste Saunagang beginnt.

TIPP: Rauchen, Alkohol und Sport direkt nach dem Saunieren sind zu vermeiden. Erst nach dem allerletzten Saunagang trinken. Am besten geeignet sind verdünnte Fruchtsäfte und mineralstoffreiche Mineralwasser.

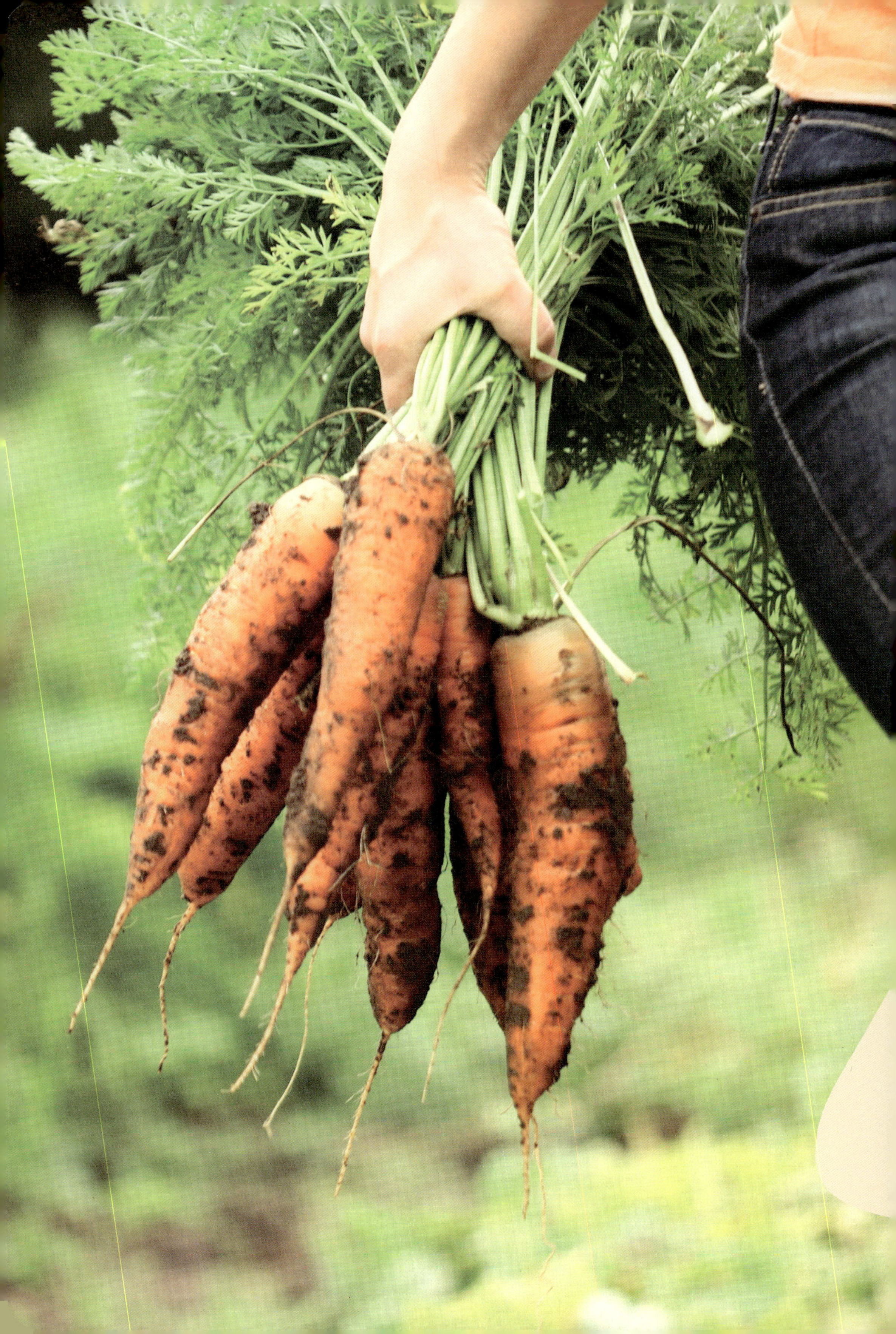

Ernährung

Grundsätze der Ernährung nach Sebastian Kneipp

Wir sind, was wir essen

Die Redewendung trifft den Nagel auf den Kopf. Eines ist gewiss: Unser Körper braucht ständig Baustoffe, um seine Substanz und Funktionen aufrechtzuerhalten. Sowohl der Aufbau- als auch der Energiestoffwechsel sind auf nahrhafte, leicht verdauliche Kost angewiesen. Eine **ausgewogene Mischkost** bietet alle Vorzüge, die ein leistungsfähiger und vitaler Körper braucht.

Pflanzliche Nahrungsmittel sollten bevorzugt werden. **Kleine Portionen** mehrmals am Tag schonen den Verdauungsapparat und beugen gefährlichen Heißhungerattacken vor.

Freude und Spaß am Essen

Essen soll immer mit **positiven Erlebnissen** verbunden sein. Im Sichfreuen und Genießen liegt sehr viel Heilsames. Konstanter Verzicht macht unzufrieden und führt letztendlich zu Mangelerscheinungen und gesundheitlichen Störungen.

Gezielte **Diäten** können bei verschiedenen Problemen wohl hilfreich sein, für eine langfristige und nachhaltige Nahrungsumstellung bzw. Gewichtsreduzierung bedarf es aber einer Umstellung der Essgewohnheiten. Und diese beginnt zuerst im Kopf.

Kneipps Grundeinstellung in allen Lebensbereichen:

„Von allem etwas, nicht zu wenig, aber auch nicht zu viel!"

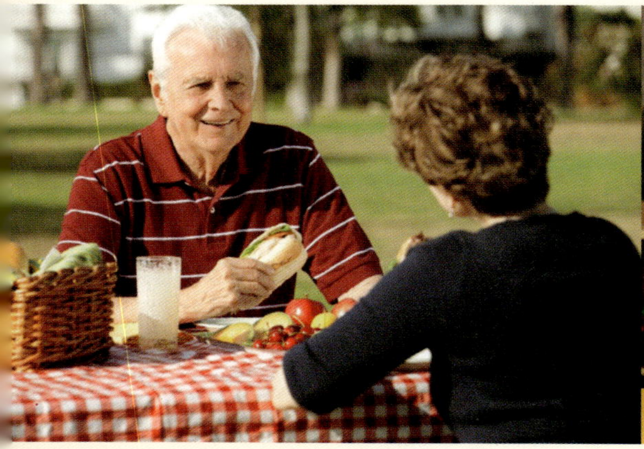

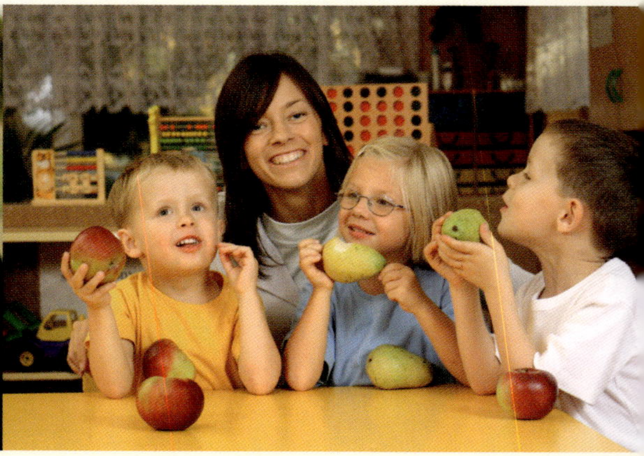

Im heutigen Zeitalter haben die Medien einen enormen Einfluss auf unser Leben. Das Thema „gesunde Ernährung“ ist so aktuell wie noch nie. Erschreckend ist jedoch die Tatsache, dass immer jüngere Menschen an Essstörungen leiden. Ein gesundes Maß an Selbstbewusstsein trägt dazu bei, sich vorgegebenen Klischees und Modetrends nicht restlos zu unterwerfen.

Die Esskultur pflegen

Das Essen war immer schon **Treffpunkt der Familie** und hat somit eine wichtige soziale Funktion. Ein nett gedeckter Tisch und gute Tischmanieren klingen vielleicht nach alten Zeiten, tragen jedoch wesentlich zum Wohlbefinden und zu einer guten Stimmung bei.

Ein guter Gedanke oder ein Tischgebet unterstreichen die Wertschätzung und Freude für Speis und Trank.

„Wir reichen uns die Hände nach guter alter Sitt',
und wünschen uns zum Mittagessen/Abendessen einen guten Appetit.“

Bewusstes Schauen, Riechen und Schmecken wirken hastigem Hinunterschlingen entgegen und helfen gleichzeitig, Maß zu halten. Jeden Tag an einem reich gedeckten Tisch zu sitzen, ist ein **Privileg**, an dem sich nur ein kleiner Teil der Erdbevölkerung erfreut. Dessen sollten wir uns bewusst sein.

Essen nach den Jahreszeiten

Die Nachfrage nach Erdbeeren im Winter bzw. nach Orangen im Sommer spiegelt den Trend der Zeit wider, in der wir gewohnt sind, alles jederzeit zur Verfügung zu haben. Zur gesunden Ernährung gehört die bewusste Auswahl aus der großen Fülle des Angebotes. Als Richtlinie eignen sich am besten **saisonale Lebensmittel:**

im Frühling	Salate, Spinat, Kresse, Erdbeeren, Wild- bzw. Gartenkräuter,
im Sommer	Gurken, Zucchini, Tomaten, Paprika, verschiedene Beeren und Obstsorten,
im Herbst	Kartoffeln, Nüsse, Äpfel, Trauben, Kohl, Brokkoli,
im Winter	Eingelegtes, verschiedene Kohlsorten, Sauerkraut, Lauch, Zwiebeln, Ronen und Rettich.

Wer zudem die Mühe nicht scheut, die Zutaten frisch und schonend zuzubereiten, hat grundsätzlich bereits einen wesentlichen Beitrag für das eigene Wohlergehen geleistet und bedarf keiner weiteren Nahrungsergänzungsmittel in Form von Pülverchen und Pillen.

So einfach ist gesunde Ernährung

Die Ernährungsregeln Sebastian Kneipps stimmen mit den **heutigen wissenschaftlichen Erkenntnissen** der deutschen Gesellschaft für Ernährung weitgehend überein und folgen den Richtlinien der Mischkost. Bei der Auswahl aus dem Nahrungsmittelkreis sollte auf das richtige Verhältnis geachtet werden.

- Täglich **Getreide** und **Getreideprodukte** wie Mehl, Flocken, Gries: Mindestens die Hälfte der Getreidemenge, z.B. Brot, soll aus Vollkorn bestehen.
- Täglich **Kartoffeln** oder **Reis**; die beste Zubereitungsart der Kartoffel ist das Dämpfen samt Schale; Naturreis ist dem geschälten Reis vorzuziehen.
- 5 x täglich **Gemüse** und **Obst**; die jeweiligen Portionen sollen so groß sein, dass sie in eine Hand passen. Die Schale sollte aufgrund ihres Ballaststoffgehaltes mitgegessen werden.
- **Sortenvielfalt** ist gewünscht, als Alternative zu frischen Produkten Tiefkühlware verwenden. Obst und Gemüse in Verbindung mit Getreideprodukten sorgen durch den Vitamin-C-Gehalt für eine gut verwertbare Eisenversorgung.
- Maßvoller, aber regelmäßiger Genuss von **Milch** und **Milchprodukten**; Milch, Joghurt, Dickmilch und Buttermilch sind flüssige Nahrung, keine Durstlöscher.
- **Frischkäse** und **Quark** sind gute Eiweißlieferanten. Handelsübliche Fruchtquarks und -joghurts, Kakaogetränke, Desserts haben meistens viel Zuckerzusatz.
- 2 bis 3 x wöchentlich **Fleisch**: Es enthält viel Eiweiß und Eisen, das vom Körper besonders gut verwertet werden kann. Bei der Auswahl fettarme Produkte bevorzugen.
- 2 **Eier** pro Woche: Eier enthalten viele Vitamine. Eigelb ist reich an Cholesterin und kann sich auf erhöhte Blutfette negativ auswirken.
- 1 x wöchentlich **Seefisch** wie Kabeljau, Seelachs, Schellfisch und Scholle; Fische sind wichtige Jodlieferanten und Träger von ungesättigten Fettsäuren.
- **Hülsenfrüchte** sind wichtige pflanzliche Eiweißlieferanten.
- Sparsame Dosierung bei **Fetten**: Pflanzliche Fette und Öle bevorzugen, versteckte Fette in Wurst, Sahne, Käse, Butter vermeiden.
- **Nüsse** und **Samen** enthalten wertvolle ungesättigte Fettsäuren, sollten aber aufgrund ihres hohen Fettgehaltes nicht in zu großen Mengen gegessen werden.
- **Zucker** und verschiedene **Genussmittel** wie z.B. Alkohol sind leere Kalorienträger. In Maßen und zur rechten Zeit genossen, können sie auch zur Lebensfreude beitragen.

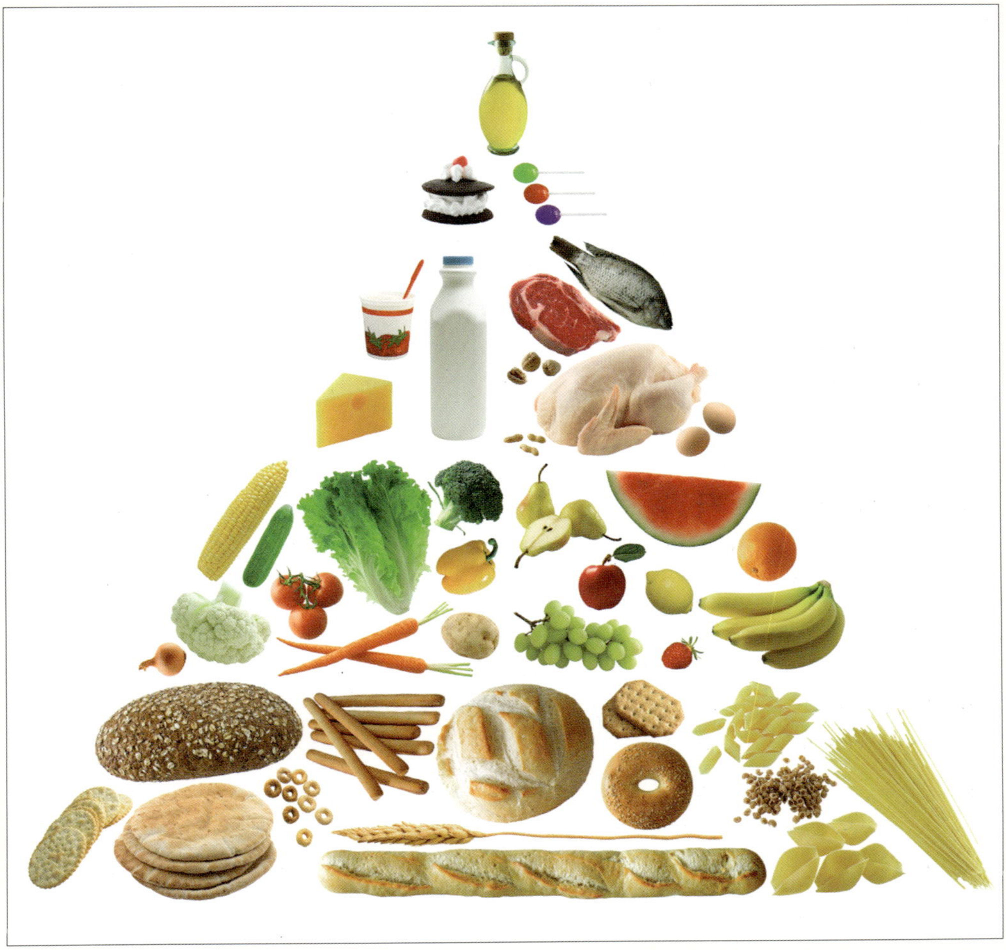

Neben einer vitalstoffreichen Mischkost sind noch weitere wichtige Grundsätze zu beachten:

- Viel trinken.
- Weniger salzen, dafür mehr mit Kräutern und Küchengewürzen abschmecken. Sie unterstützen gleichzeitig auch die Verdauung, z.B. Anis, Fenchel, ...
- Schonend zubereiten: Mit wenig Wasser dämpfen, grillen und garen; bissfest kochen; langes Warmhalten und mehrmaliges Aufwärmen vermeiden.
- Verdorbene Nahrungsmittel auf alle Fälle vermeiden.
- Beim Kauf auf Zusätze in Lebensmitteln und auf ihre sozialverträgliche, umweltschonende Herstellung achten.

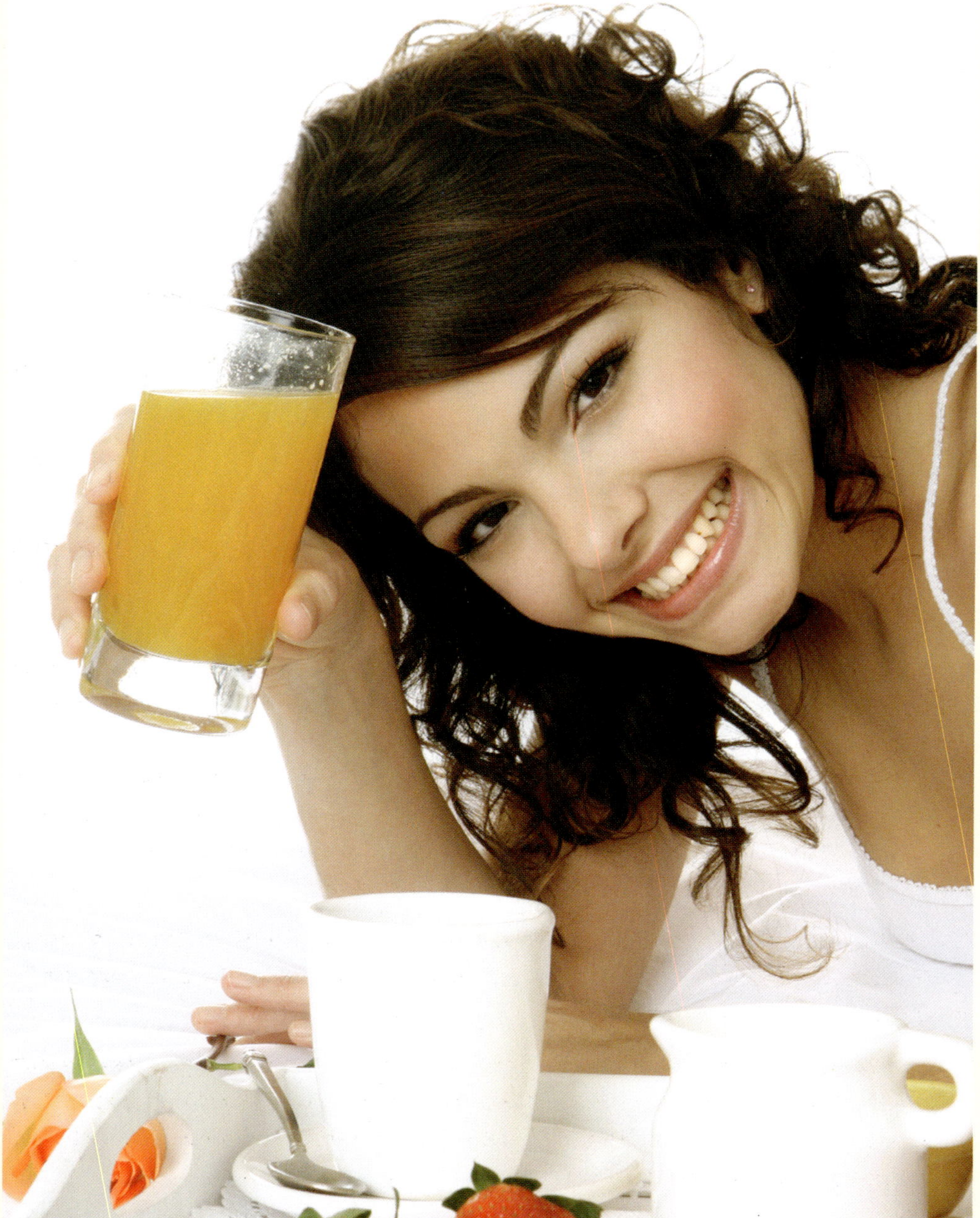

Fit und gut gelaunt in den neuen Tag – das gesunde Frühstück

„Speise morgens kaiserlich, mittags königlich und abends bettelarm“

lautet ein altes Sprichwort und bezeugt die Wichtigkeit des Frühstücks. In der Nacht verbraucht der Körper viele Baustoffe für seine Stoffwechselvorgänge und allfälligen Reparaturen.

Der Frühstückstisch kann bereits am Abend vorbereitet werden. Das wirkt am nächsten Morgen einladend, spart Zeit und hat den Vorteil, dass die Zutaten bereits Zimmertemperatur haben. Warme Gerichte schonen den Magen und bringen die Verdauung leichter in Gang.

Empfahl Sebastian Kneipp noch Milch-, Brot-, Brenn- oder Kartoffelsuppe, so können wir heute zwischen einer Vielfalt an gesunden und nahrhaften Lebensmitteln auswählen:

➔ **Getreide:** Vollkornbrot, geschrotetes Korn, Getreideflocken. Haferflocken enthalten Kohlenhydrate, die Hirn und Muskulatur aktivieren.

➔ **Nüsse und Samen** sind *Lebens*mittel. Werden sie in die Erde gesetzt, so wächst daraus neues Leben. Sie enthalten essenzielle Fettsäuren, Vitamine E und B, Zink und Eisen. Die Mineralstoffe erhöhen die Konzentrations- und Leistungsfähigkeit des Gehirns und erleichtern das Denken.

➔ **Milch- und Milchprodukte:** Milch ist ein wertvolles Grundnahrungsmittel. Die tägliche Menge an Kalzium von 1000 mg ist in 0,5 l Milch, zwei Scheiben fettarmem Käse und einem Joghurt enthalten. Ein Milchshake mit Erdbeeren oder Bananen schmeckt sehr lecker.

Viele Menschen verdauen Milch am Morgen sehr schlecht. Deshalb kann das am Vorabend in Milch oder Joghurt eingeweichte Müsli eine geeignete Zwischenmahlzeit sein. Alternativen zur Kuhmilch sind Soja-, Reis-, Hafer- oder Mandelmilch. Allergiker und Allergikerinnen können Schafs-, Ziegen-, Stuten- oder Büffelmilch genießen.

➔ **Obst, Beeren und Gemüse der Saison:** Sie enthalten sehr viele Vitamine, Mineralstoffe und sekundäre Pflanzenstoffe. Eine Variante zum Frischobst, allerdings gehen die wertvollen Ballaststoffe verloren, ist verdünnter Obst- oder Gemüsesaft.

➔ **Getränke:** Sinnvoll ist ein Glas lauwarmes Wasser auf nüchternem Magen. Kräutertee empfiehlt sich in vielen Variationen. Wer auf Kaffee nicht verzichten kann, sollte lieber auf Malz-, Eichel-, Roggen- oder Weizenkaffee zurückgreifen. Bohnenkaffee reizt den Magen und erhöht den Säuregehalt im Körper. Viele Gewohnheiten setzen sich vor allem im Kopf fest.

➔ **Süßstoffe:** Vollrohrzucker oder Akazienhonig. Von sogenannten Diätzuckern ist abzuraten, da sie chemisch hergestellt sind.

BUCHWEIZEN-FRISCHKORNMÜSLI

3 EL Buchweizen
250 g Joghurt
2 EL Blütenhonig
1 geraspelter Apfel, Rosinen, gehackte Mandeln, Walnüsse oder Haselnüsse
1 Messerspitze Zimt

Den nicht geschroteten Buchweizen mit kaltem Wasser bedecken und über Nacht einweichen lassen. Vor dem Verzehr in einem Haarsieb mit kaltem Wasser gründlich abspülen und zusammen mit allen anderen Zutaten in eine Schüssel geben und vermischen.

CHRUNCHY-MÜSLI

100 g Flocken (Hafer, Dinkel etc.)
50 g Samen/Nüsse (Haselnüsse, Walnüsse, Kürbiskerne, Sonnenblumenkerne, Sesam ...)
15 g Honig und etwas Zucker

Flocken und Nüsse bei 160° C im Backofen auf einem Blech vorrösten, mit 15 g Honig und etwas Zucker mischen, dünn auf dem Blech verstreichen und weitere 10 Minuten rösten. Zerbröseln und in Dosen aufbewahren. Dieses selbst gemachte Chrunchy bietet den Vorteil, dass der Zuckeranteil selbst bestimmt werden kann. Es liefert viel Energie und schmeckt besonders gut im Joghurt oder im Müsli.

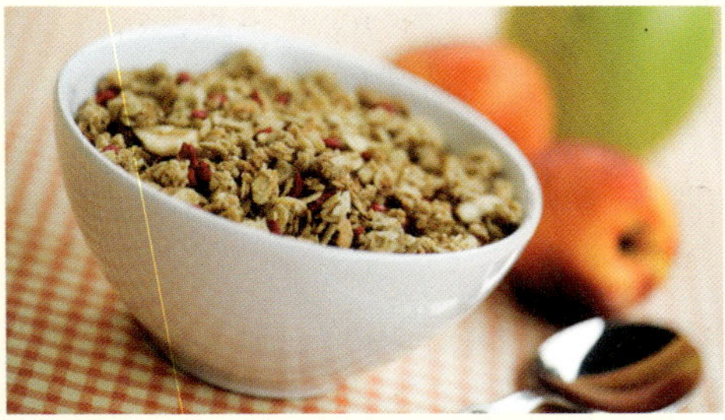

FRÜHSTÜCKSTEE GUTE LAUNE

3 Teile Apfelschalen
3 Teile Himbeer- oder Erdbeerblätter
1 Teil Melisse

2 EL mit 1/4 l kochendem Wasser übergießen und 7 Minuten zugedeckt ziehen lassen. Es versteht sich von selbst, dass die Apfelschalen nicht gespritzt sein dürfen. Himbeerblätter und Erdbeerblätter geben einen angenehmen Geschmack und festigen durch ihre Gerbstoffe die Schleimhäute. Pfarrer Kneipp behandelte besonders schwächliche und blutarme Kinder mit Erdbeerblättertee, weil dieser viel Vitamin C enthält.

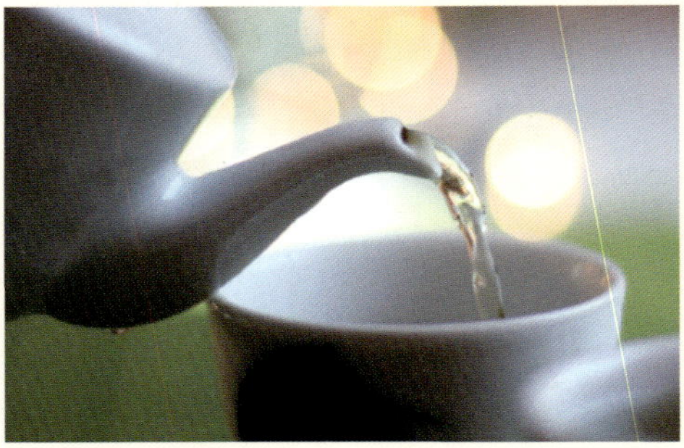

FRUCHTMUS

250 g getrocknete Aprikosen, Zwetschken oder Birnen
250 ml Apfelsaft
evt. etwas Vanille, Zimt, Zitronensaft, Zitronenschale, Ingwer

Die Trockenfrüchte am besten über Nacht im Apfelsaft einweichen, dann pürieren und nach Geschmack abschmecken. Das Mus hält sich im Kühlschrank mehrere Tage. Es bietet im Gegensatz zur Marmelade den Vorteil, dass es nur natürlichen Fruchtzucker beinhaltet und sehr viel Energie liefert.

Snacks für zwischendurch

Gute und **kalorienarme** Energielieferanten kommen eindeutig aus dem Garten der Natur. Riegel und Snacks aus dem Verkaufsregal erweisen sich häufig als sehr fett- und zuckerreich. Zudem enthalten sie oft verschiedenste Geschmacksverstärker und Konservierungsstoffe!

Trockenobst und **selbst gemachte Riegel** sind für Schüler und Schülerinnen bestens geeignet, besonders dann, wenn sie nicht frühstücken. Gehirnzellen brauchen für die Denkarbeit Kohlenhydrate in Form von Glukose. Sie sind sie der Brennstoff, der das Absinken des Blutzuckers und somit den Leistungsabfall verhindert. Aber Achtung! Diese Nahrungsmittel besitzen neben dem hohen ernährungsphysiologischen Wert allerdings ziemlich viele Kalorien.

Fettarmes Naturjoghurt, **Buttermilch** oder **Fruchtquark** sind hochwertige Produkte für den kleinen Hunger zwischendurch. Als besonders leicht und gut verträglich erweisen sich **Molkegetränke**, die gleichzeitig hochwertiges Eiweiß, Kalzium, Kalium und Vitamin B liefern. Sie unterstützen den Aufbau einer gesunden Darmflora, binden überschüssige Magen- und Harnsäure, entgiften die Leber, festigen Knochen und Gelenke und stärken die Abwehrkräfte im Allgemeinen.

Der Apfel ist der Pausensnack schlechthin. Handlich, kalorienarm, äußerst gesund, preisgünstig und ganzjährig zu haben, überzeugt er durch ein großes Sortenangebot und durch eine Vielzahl an Zubereitungsmöglichkeiten.

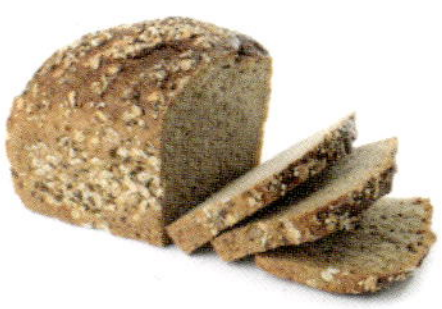

TIPP: Mit einem Stück **Vollkornbrot** wird eine anhaltende Sättigung erreicht.

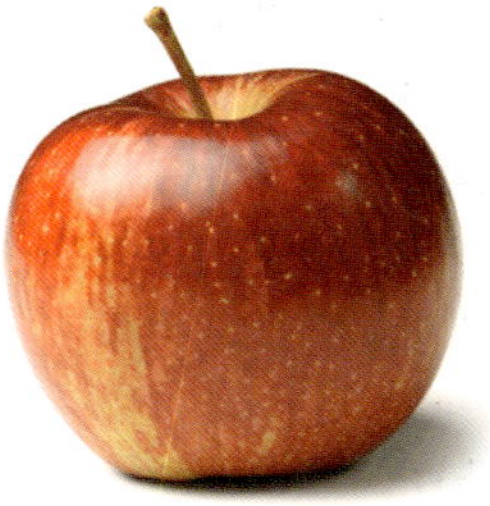

Eines musst du
stets dir merken:
Wenn du schwach bist,
Äpfel stärken!
Äpfel sind die beste Speise,
für zu Hause, für die Reise.
Für den Sommer,
für den Winter,
für die Alten, für die Kinder.
Äpfel geben Kraft und Mut
und erneuern dir das Blut.
Äpfel glätten deine Stirn,
bringen Phosphor ins Gehirn.
Und willst du mal Flüssigkost,
trinke einfach Apfelmost.
Aber auch im Apfelsaft
liegt Gesundheit
und viel Kraft.
Lieber Freund,
lass schnell dir raten,
Äpfel schmecken auch
gebraten.
Wirst davon bestimmt
nicht dick
und kriegst Nerven
wie ein Strick.
Ja, man kann es wirklich sehn:
IM APFEL LIEGT DEIN
WOHLERGEHN!

MÜSLIRIEGEL AUS NÜSSEN UND TROCKENFRÜCHTEN

150 g Weizenvollkornmehl

250 ml Wasser

5 EL Sonnenblumenöl, 50 g Kürbiskerne, 50 g Haselnüsse, 50 g Sonnenblumenkerne

1/2 TL Jodsalz

150 g Haferflocken

100 g getrocknete Feigen, 100 g Rosinen, 50 g Trockenpflaumen

2 Äpfel, 1 TL Honig, 1 TL Zimt

Nüsse, Kerne und Trockenfrüchte grob hacken. Äpfel grob raspeln. Mehl und Haferflocken in einer Schüssel vermischen. Wasser, Öl und die restlichen Zutaten untermischen und zu einem Teig verkneten. Mit Salz, Honig und Zimt würzen. Teig gleichmäßig auf ein mit Backpapier ausgelegtes Blech streichen. Im vorgeheizten Backrohr bei 180° C ca. 30 Minuten backen. Noch warm in Riegel schneiden.

Getränke, die schmecken und guttun

Im **Winter** sind es vor allem **Tees** und warme Getränke, die den Körper mit Flüssigkeit versorgen und den Organismus von innen her aufheizen. Besonders für Menschen, die leicht frösteln, sind Teeaufgüsse mit den verschiedenen Küchengewürzen wie Anis, Fenchel, Zimt, Koriander, Gewürznelken und Ingwer empfehlenswert. Liebt man die Abwechslung, kann man anstelle von kochendem Wasser heiße Milch wählen. Eine wunderbare Einschlafhilfe, besonders bei Kindern, ist die Melissenmilch, die mit einem Teelöffel Honig gesüßt werden kann. Die Zubereitung ist die eines Teeaufgusses.

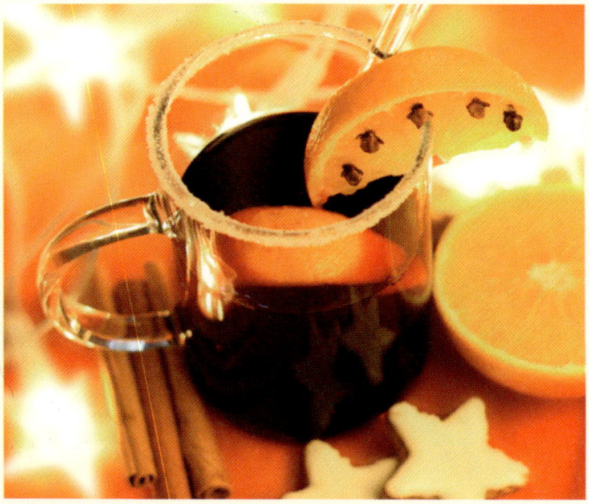

WINTERPUNSCH

1 Flasche Traubensaft

Saft von 2 Orangen

Saft von 1/2 Zitrone

3 Gewürznelken

2 Sternanis

1 Stange Zimt

2 EL brauner Zucker

Traubensaft, Zucker und Gewürze aufkochen, 5 Minuten ziehen lassen. Saft der Zitrusfrüchte erst dazugeben, wenn der Punsch schon etwas abgekühlt ist.

Im **Sommer** sind eiskalte Getränke eine Belastung für den Körper. **Lauwarme** Getränke entsprechen der Körpertemperatur und stillen den Durst auf bessere Weise. Mit einem kleinen Schuss Apfelessig oder ein paar Tropfen Zitronensaft ist kalter Tee ein bekömmlicher Durststiller. Pfefferminze, Melisse und Zitronenverbene sind klassische Sommerkräuter mit kühlender Wirkung. Die Vielfalt spricht besonders Kinder an.

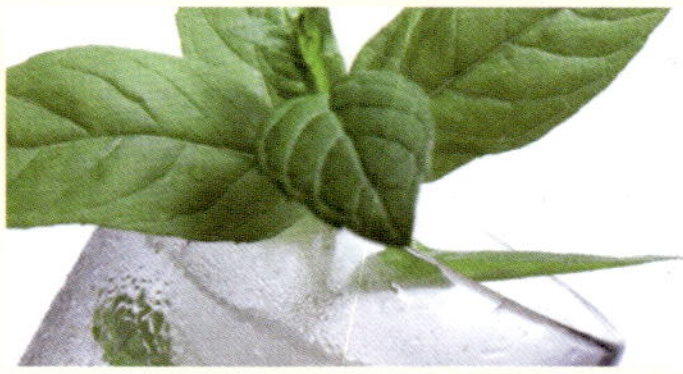

MELISSE-MINZE-SAFT

2 Handvoll Minze und/oder Melisse
2 EL Wasser
Saft von 1/2 Zitrone

Es muss nicht immer gekocht werden! Dieser Kaltaufguss nimmt den Geschmack der Kräuter in einer milden Form auf und schmeckt prima. Er sollte allerdings mindestens 2 Stunden durchziehen. Die Zugabe von Zitronensaft kann auch wegfallen.

Hausgemachtes Vollkornbrot: Kleine Mühe, große Wirkung

„Enthält doch das Brot alle Nährstoffe, die man braucht." (Sebastian Kneipp)

Brot ist ein Symbol für die Nahrung schlechthin. Bei Sebastian Kneipp war es ein wichtiges Grundnahrungsmittel. Vollkornmehl ist weißem Mehl deshalb vorzuziehen, weil es noch alle Inhaltsstoffe enthält: Eiweiße, Fette und Vitamine im Keimling, Stärke im Mehlkörper und Ballaststoffe in der Samenschale. Die Vitalstoffe halten sich im Samen länger als im Mehl. Eine **Getreidemühle** ist die beste Investition für die Gesundheit.

Weizen, Dinkel und Roggen sind zum Brotbacken am besten geeignet. Geschmackliche Variationen entstehen durch das Beimischen von Buchweizen, Kamut, Gerste, Hartweizen oder Hirse. Brotklee, Fenchel-, Anis- und Kümmelsamen oder Koriander verleihen dem Brot einen würzigen Geschmack. Im Mörser zerstoßen, entfalten sie ihr volles Aroma. Andere Zutaten wie Nüsse, Samen, getrocknete Früchte, Zwiebel, Oliven oder frische Kräuter erweitern das Repertoire.

Festere Brotteige werden vorzugsweise zu Laiben oder Brötchen geformt, weichere in Kastenformen gebacken. Damit die Kruste nicht zu hart wird, empfiehlt es sich, ein Schälchen mit Wasser ins Backrohr zu stellen oder das Brot mit Wasser zu besprühen. Das Brot ist gar, wenn das Klopfen auf die Unterseite hohl klingt und die Bräunung gleichmäßig erfolgt ist. Brot kann sehr gut auf Vorrat tiefgefroren werden.

BROTREZEPT OHNE HEFE

1 Becher Naturjoghurt
1,5 Becher frisch gemahlenes Weizenvollkornmehl
1/2 Packung Backpulver
2 TL Leinsamen, Sesam, Sonnenblumenkerne oder Kürbiskerne nach Geschmack
1 TL Kräutersalz
1 TL Brotgewürz bzw. Brotklee, Kümmel, Fenchel oder Anis

Das Backrohr auf 180° C vorheizen. Joghurt in eine Schüssel geben, den Joghurtbecher als Maß für das Mehl verwenden. Alle Zutaten beifügen und verrühren. Aus dem klebrigen Teig mit nassen Händen runde Brötchen formen und aufs Backblech geben. Eventuell mit Mohn oder Sesam bestreuen und 20 Minuten backen. Das Brot ist fertig, wenn es beim Klopfen auf die Unterseite hohl klingt.

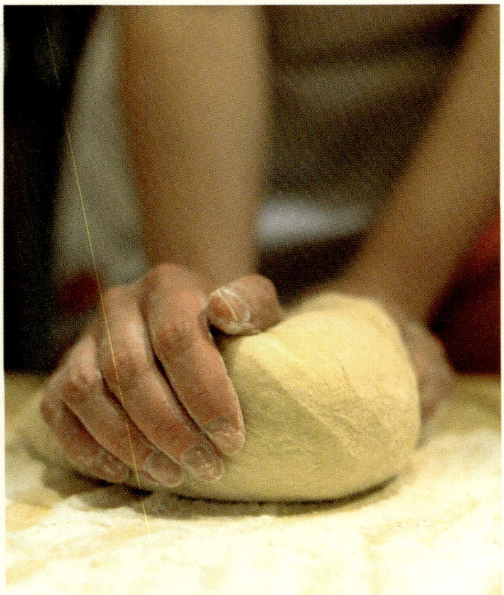

DREIKORNBROT

200 g Weizenmehl
150 g Dinkelmehl
100 g Roggenmehl
je 2 TL Meersalz und Brotklee
1 EL Olivenöl
1 EL Akazienhonig
25 g Hefe
ca. 350 g lauwarmes Wasser
je 2 EL Sonnenblumenkerne und Leinsamen
1 EL Sesam

Das Mehl fein mahlen, in eine Schüssel geben, Salz, Brotklee, Sonnenblumenkerne und Leinsamen zufügen. Olivenöl und Honig ins lauwarme Wasser geben und den Germ (Hefe) darin auflösen. Alles zum Mehl gießen und kräftig durchkneten. Zugedeckt gehen lassen, bis sich das Teigvolumen verdoppelt hat. Eine Kastenform mit Backpapier auslegen, den Teig nochmals kurz durchkneten und in die Kastenform geben. Den Teig mit Wasser bestreichen und mit Sesam bestreuen. Den Teig 10 Minuten gehen lassen und dann bei 220° C 10 Minuten backen, auf 190° C zurückschalten und noch weitere 40 Minuten backen. Nach dem Backen das Brot mit Wasser besprühen, aus der Form nehmen und auf einem Gitter auskühlen lassen. Damit das Brot gleichmäßig durchgebacken ist, empfehlen wir, das Brot aus der Kastenform zu nehmen und nochmals 5 Minuten im Backrohr nachbacken zu lassen. Variation: Fenchel oder Kümmel in den Teig kneten.

APFELBROT FÜR NASCHKATZEN
BESONDERS IN DER WEIHNACHTSZEIT

1,5 kg grob geraspelte Äpfel
300 g geschnittene Trockenfeigen
300 g Rosinen
300 g Haselnüsse
1 EL Zimt
Schale einer Biozitrone

Die Zutaten miteinander mischen und einige Stunden, am besten über Nacht, ziehen lassen.

Am Morgen folgende weitere Zutaten unterrühren:

250 g Vollkorndinkelmehl
1/2 Packung Backpulver
1 gehäufter EL Lebkuchengewürz (Kardamom, Zimt, Nelke)
1/2 TL Meersalz
200 g Honig

Mit nassen Händen Wecken formen, auf ein mit Backpapier ausgelegtes Backblech legen und bei schwacher Hitze (ca. 160° C) backen bzw. trocknen lassen. Das Apfelbrot ist sehr schnell gemacht und hält, in Haushaltsfolie gewickelt, lange frisch.

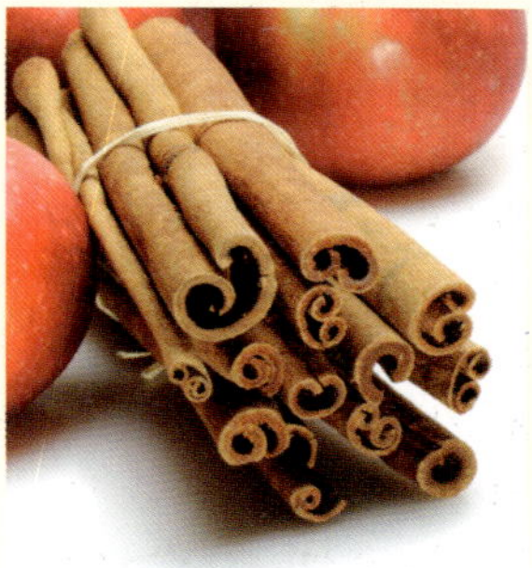

SAUERTEIG – SELBST GEMACHT

Das Backen mit Sauerteig hat einen großen Vorteil. Das Brot wird sehr locker und hält länger frisch als Germbrot (Hefebrot). Zudem ist es durch seine Milchsäure verträglicher und gesünder.

Zubereitung: In einem hohen Schraubglas 5 EL frisch gemahlenes Roggenvollkornmehl mit 5 EL warmem Wasser und einem TL Zucker oder Honig zu einem weichen Brei verrühren. Mit einem Tuch abdecken und an einem warmen Ort (ca. 22° C) rasten lassen. Jeden Tag umrühren. Sobald Gärungsbläschen erscheinen, weitere 5 EL Mehl und genauso viel Wasser hinzufügen. Wieder zudecken und weitere 24 Stunden stehen lassen. Denselben Vorgang wiederholen. Nochmals 24 Stunden stehen lassen, dann ist der Teig fertig. Beim Brotbacken immer eine kleine Menge zurückbehalten, mit neuem Mehl verrühren und im Kühlschrank aufbewahren.

Mit Kindern bei Tisch

Essen braucht Zeit

Obwohl Essen und Trinken zu unseren Grundbedürfnissen gehört, investieren wir oft nur sehr wenig Zeit in das gemeinsame Mahl. **„Essen und Trinken hält Leib und Seele zusammen"** oder „Liebe geht durch den Magen" sind nur zwei von vielen Redensarten, die auf den wichtigen sozialen Aspekt des Essens hinweisen. Besonders Kinder haben sensible Antennen und spüren sofort, wenn Eltern nervös, verunsichert oder überfordert sind. Fazit: Ein gestörtes Essverhalten ist häufig Ausdruck seelischer Probleme.

Gemeinsam Verantwortung für das Essen übernehmen

Kinder zum **Mitgestalten** und **Mitkochen** zu animieren, ist ein guter Weg, Verantwortung zu übernehmen. Die Freude am eigenen Tun und die Lust am Experimentieren schaffen Einblicke in Lebensmittelproduktion, Nahrungsbeschaffung und Zubereitung. Ein Kind, das den Weg vom Korn zum Brot selbst nachvollziehen darf, wird achtsamer und ehrfürchtiger mit dem Essen umgehen.

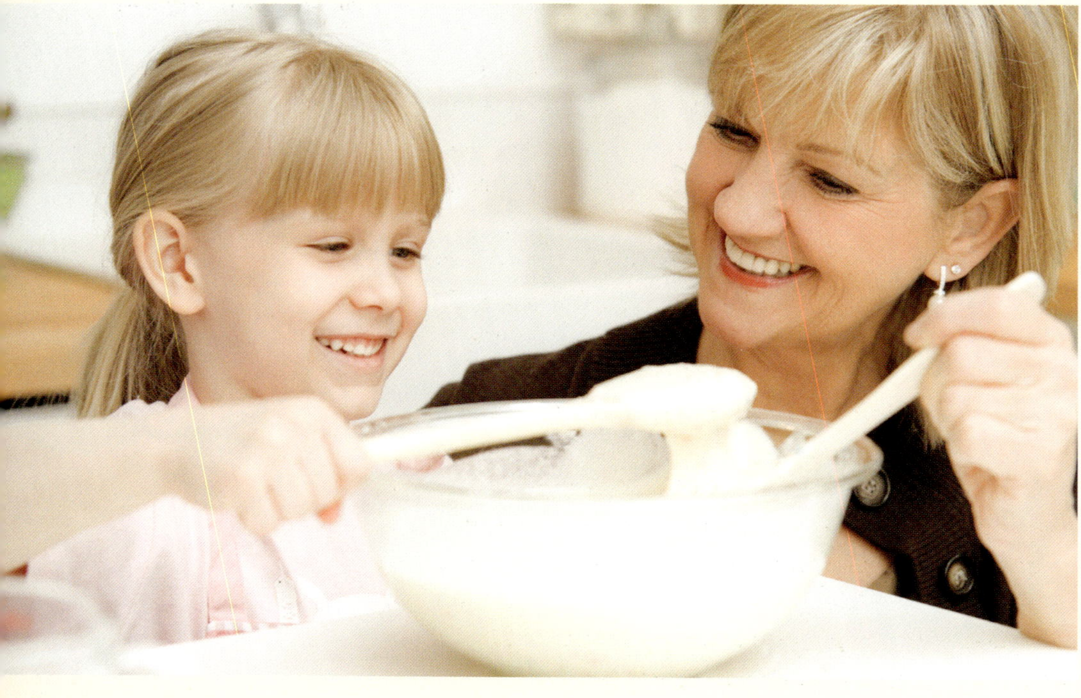

Das **Tischgebet** ist ein Ausdruck für die Dankbarkeit für das tägliche Mahl. Gleichzeitig ermöglicht es, Gedanken zu sammeln und sich in der Tischgemeinschaft verbunden zu fühlen. Rituale schenken Sicherheit und Geborgenheit. Wie schön, sich bei Tisch die Hände zu reichen und mit einem Gebet oder einem Spruch den Stellenwert des Essens bewusst zu unterstreichen.

Einfachheit in der Ernährung

Kinder werden in ihrem Essverhalten stark vom **Vorbild der Erwachsenen** geprägt. Auch künftige Verhaltensmuster in Sachen Ernährung entwickeln sich vorwiegend im Elternhaus. Fertigprodukte sollen eine Ausnahme bleiben. Die Ernte von selbst angebautem Obst und Gemüse macht deutlich, dass die Welt kein Selbstbedienungsladen ist. Vielmehr lernen Kinder und Erwachsene durch die Zyklen der Natur die Nahrung zu schätzen, dankbar zu sein und zu teilen.

Eine gute Esskultur pflegen

Bestimmte **Tischregeln** sollten von klein auf anerzogen und von Kindern und Erwachsenen gleichermaßen eingehalten werden. Es ist nicht glaubwürdig, wenn Kindern verboten wird, sich vorzeitig vom Tisch zu entfernen, während Mama bereits beim Nachtisch mit dem Abspülen beginnt.

Es ist sinnvoll, verschiedene Aufgaben unter den einzelnen Familienmitgliedern zu verteilen. Ein Tages- oder Wochenplan ermöglicht eine gute Übersicht über die unterschiedlichen Arbeitsfelder – vor allem auch unter den Geschwistern.

Die Speisen sollten bereits zu Beginn der Mahlzeit auf dem Tisch Platz finden oder bequem bereitgestellt werden, um größere Unruhe während des Essens zu vermeiden. Diskussionen über Schwierigkeiten in der Schule oder über größere Probleme gehören nicht an den Esstisch. Zeitung, Radio und Fernseher haben beim Essen nichts verloren – weder für Klein noch für Groß! Studien belegen, dass Kinder, die vor dem Fernseher essen, meistens weder wissen, was, noch wie viel sie gegessen haben.

TISCHGEBETE:

„Dir sei, oh Gott,
für Speis und Trank,
für alles Gute Lob und Dank.
Du gabst und wirst auch
künftig geben,
dich preise unser ganzes
Leben!“

„Die Erde ist ein
großer Tisch,
für jeden gibt's zu essen.
Und sorgt nicht jeder
nur für sich,
wird jeder satt,
der Hunger hat,
und keiner wird vergessen.“

Essen mit allen Sinnen

Herzhaft und genussvoll essen schenkt Freude und Gesundheit. Die **farbliche Zusammenstellung** auf dem Teller kann auch sogenannte „Essmuffel" aus der Reserve locken. Eintönigkeit auf dem Teller langweilt ebenso wie Eintönigkeit im Leben. Aus einem Klecks Kartoffelpüree kann mit etwas Phantasie ein lustiger Clown gezaubert werden. Ein positiver Nebeneffekt: Der wichtige Anteil an Gemüse wird mit der knallroten Kirschtomaten-Nase, den Karotten-Augen und den grünen Erbsen-Locken auf lustige Art gleich mitgeliefert.

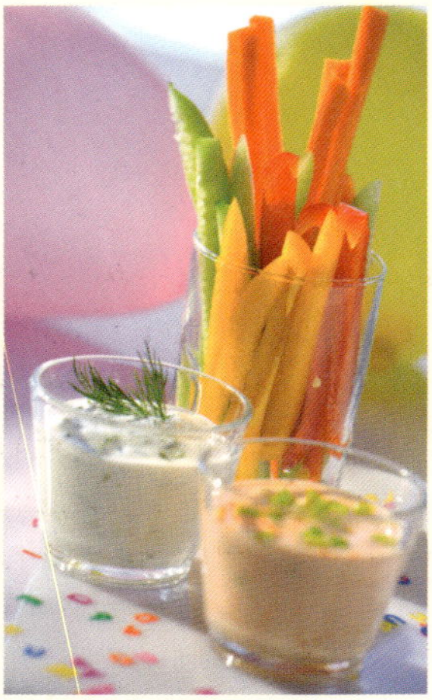

Es gibt auch praktische **Küchenutensilien**, die uns mundgerechte oder formschöne Portionen liefern. So sind zum Beispiel Kinder oft überfordert, wenn sie einen ganzen Apfel essen sollen. Ein Apfelspalter kann dazu beitragen, dass sich beim Nachtisch alle mit Genuss auf die Obstspalten stürzen.

Gemüsestifte und Dips können als **Fingerfood** den Tastsinn fördern. Rohkost regt vor allem aber auch den Hörsinn an. Und wird das Ganze einmal sogar als eine Art „Blinde Kuh"-Spiel betrieben, macht das Essen von Gemüse und Obst gleich doppelt so viel Spaß und der Geschmackssinn wird auf unterhaltsame Weise trainiert.

Weihnachten, Ostern, Geburtstage oder sonstige Feiern bieten viel Raum für kreative Gestaltungsmöglichkeiten.

Gesunde Ernährung ab der Lebensmitte

Alle Menschen träumen von einem langen Leben in körperlicher und geistiger Fitness. Damit dies gelingt, ist es wichtig, beizeiten richtig zu handeln. Dazu gehört auch eine **vitalstoffreiche Ernährung**.

Im Alter nimmt der Energieverbrauch durch die verlangsamte Stoffwechseltätigkeit kontinuierlich ab. Gerade deshalb ist auf eine gleichwertige Nährstoffzufuhr besonders zu achten. Im ungünstigen Fall führen die verschiedensten Faktoren zu einer Unterversorgung, die sich z.B. durch Antriebsschwäche, Müdigkeit, Schwächung der Immunabwehr, Gewichtsverlust und den Rückgang der kognitiven Fähigkeiten bemerkbar macht.

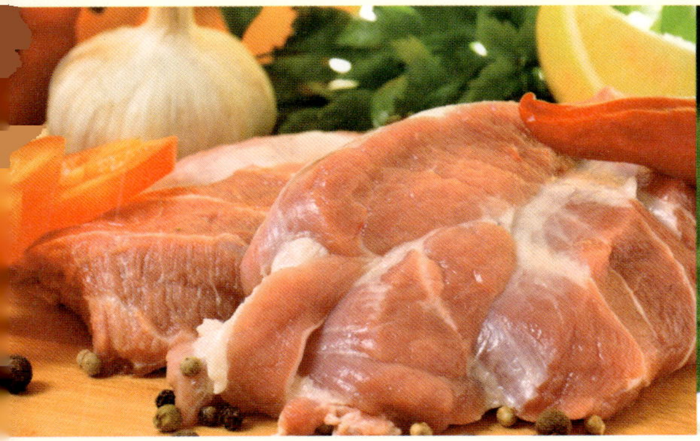

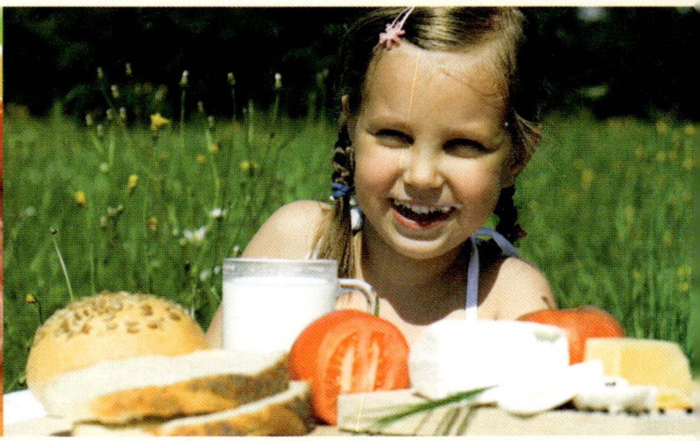

Nahrungsmittel sollen Heilmittel sein

Diese Aufforderung des berühmten griechischen Arztes Hippokrates gilt präventiv für alle Lebensstufen, im zunehmenden Alter werden sie für das Wohlbefinden immer wichtiger.

Lebensmittel mit einem hohen Nährstoffwert verhindern unter anderem, dass sich die Muskelmasse zu schnell abbaut und in reines Fett umgewandelt wird. Besonders Übergewichtige tun gut daran, die Kalorienzufuhr in Form von Zucker und tierischen Fetten zu drosseln. Vitamine, Mineralstoffe, sekundäre Pflanzenstoffe und Ballaststoffe, wie sie in **Obst** und **Gemüse** in idealer Zusammensetzung zu finden sind, haben Vorrang. Mehrere kleinere Portionen über den Tag verteilt, die langsam gegessen und gut gekaut werden sollten, wirken Fettpölsterchen, Verdauungsbeschwerden, Verstopfung und anderen Störungen entgegen.

Abwechslung im Speiseplan

Der Speiseplan bietet viel Raum für kreative Ideen und kann den Appetit fördern. Das Ausprobieren von **neuen Rezepten** bringt Abwechslung, schenkt Lebensfreude, macht neugierig und selbstbewusst. Einladungen zum Essen sind immer ein guter Grund, neue Rezepte auszuprobieren.

Flexibilität im Denken, Handeln und Tun ist eine wichtige Voraussetzung, im Herzen jung zu bleiben und die geistigen Fähigkeiten in Schwung zu halten.

Viel trinken:
Keine Frage des Alters, aber gerade im Alter besonders wichtig

Im Gegensatz zum Hungergefühl setzt das Durstempfinden keine natürliche Alarmanlage in Gang. Wenn wir spüren, dass wir Durst haben, ist unsere Leistungsfähigkeit bereits stark beeinträchtigt.

Mit zunehmendem Alter reduziert sich der Wasseranteil im Körper, weil das Bindegewebe die Flüssigkeit nicht mehr zu speichern vermag. Dadurch trocknet der Körper zusehends aus und es kann zu verschiedensten Problemen kommen.

Die Erstellung eines geeigneten Trinkplans kann mithelfen, das richtige Trinkverhalten gezielt zu schulen und einzuüben. Neben dem Aufstellen von Trinkgefäßen können auch verschiedene Merktechniken dazu beitragen, sich ans regelmäßige Trinken zu gewöhnen.

Geeignete Flüssigkeiten sind in erster Linie stilles Mineralwasser, Kräutertees, Suppen und verdünnte Obst- bzw. Gemüsesäfte. Eine abwechslungsreiche Auswahl hilft, die Akzeptanz zu erhöhen. Die empfohlene Trinkmenge liegt bei 0,3 ml pro kg Körpergewicht täglich.

BEISPIEL EINES TRINKPLANS FÜR CA 1,5 LITER

Nach dem Aufstehen	1 Glas Wasser (200 ml)
Zum Frühstück	2 Tassen leichten Kaffee oder Tee (250 ml)
Vormittags	1 Glas frisch gepresster, verdünnter Obst- bzw. Gemüsesaft (250 ml)
Mittagessen	1 großes Glas Wasser (250 ml)
Nachmittags	2 Gläser verdünnter Fruchtsaft oder Kräutertee (400 ml)
Abends	1 Tasse Tee (125 ml)

Die Ernährungspyramide

Kartoffeln, Reis, Getreideprodukte: Die Nahrungsmittel dieser Gruppe enthalten Eiweiße, Vitamine, Mineralstoffe, zum Teil hochwertige Fette und sekundäre Pflanzenstoffe. Ihre Quelleigenschaft, die allerdings einer ausreichenden Flüssigkeitszufuhr bedarf, sorgt für eine gute Sättigung und Verdauung. Die Hälfte der zugeführten Energie sollte aus der Gruppe der Kohlenhydrate stammen, die für die Aufrechterhaltung der Lebensvorgänge und für die Muskelarbeit notwendig ist. Auch auf den Cholesterinspiegel und auf die Hirntätigkeit wirken sich diese Lebensmittel äußerst günstig aus.

Bei älteren Menschen ist die Zubereitungsart von **Vollkornprodukten** sehr wichtig. Das Mehl für Brot und Suppen muss fein zermahlen sein. Menschen, die unter Blähungen leiden, sollten Vollkorn mit Weißmehl mischen. Hafer- oder Dinkelflocken können für Süßspeisen, für Getränke mit Obst oder für würzige Speisen mit Gemüse genutzt werden. Die **Kartoffel** ist ein Kraftpaket und wird nicht umsonst auch Zitrone des Nordens genannt. Sie ist eine reiche Nährstoffquelle und kann auf verschiedenste

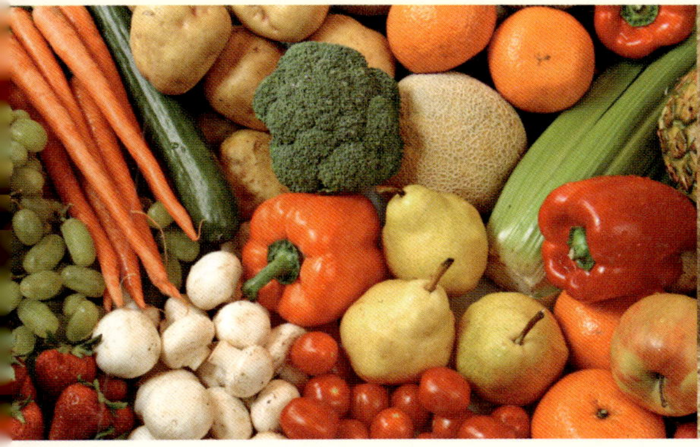

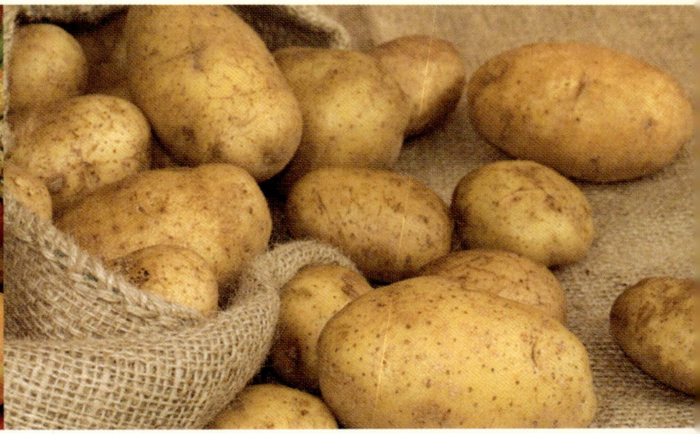

Weise zubereitet werden. Kartoffeln sind wegen ihrer leichten Verwertbarkeit und ihrer harntreibenden Wirkung ein ideales Lebensmittel durch alle Lebensstufen. Die Vitamin-C-Bombe ist allerdings fast wirkungslos, wenn sie nicht schonend gekocht (gedämpft und mit Schale), sondern *zer*kocht wird. **Reis** ist in vielen Ländern Grundnahrungsmittel und ein wertvoller und leicht verdaulicher Stärkelieferant. Seine Schleimstoffe beruhigen entzündete Magenschleimhäute. Seine entwässernden Eigenschaften machen ihn zu einem milden, entgiftenden Diuretikum (Entwässerungsmittel).

Gemüse und Obst bieten nahezu unbegrenzte Möglichkeiten in der Zubereitung und im Geschmack. Um ihren gesundheitlichen Wert nicht zu verringern, müssen sie schonend gelagert, verarbeitet und vor allem als Rohkost gegessen werden. Die Auswahl richtet sich nach **saisonalen und regionalen Bedingungen**. Alte Menschen mit Schluck- oder Kaubeschwerden können Obst und Gemüse auch in flüssiger Form, etwa als **Kompott**, **Brei** oder **Auflauf**, zu sich nehmen. Zum Abendessen werden **gegartes Gemüse** oder **Gemüsesuppen** bevorzugt, um Gärungen im Darm vorzubeugen. Dabei ist es wichtig, beim Kochen nur wenig Wasser zu verwenden und dieses mitzuverwerten.

Gemüse und Obst sind **kalorienarm** und daher auch als **Zwischenmahlzeiten** sehr gut geeignet. Bei Bedarf können nahezu alle Produkte gerieben, geraspelt oder püriert werden. Dunkelgrünes Gemüse, wie zum Beispiel Brokkoli oder Spinat, ist reich an Kalzium und zusammen mit entsprechender Bewegung das beste Mittel gegen Osteoporose. Überaus gesundheitsfördernd wirkt **milchsauer vergorenes Gemüse**, z.B. Sauerkraut. Es sorgt für eine gute Verdauung und schützt vor Infekten. Gegenüber krankmachenden Darmbakterien können Milchsäurebakterien eine antimikrobielle Wirkung ausüben und sie am Wachstum hindern.

Obst ist ein wichtiger Lieferant von Vitamin C und Fruchtzucker. Äpfel und Beeren sind reich an Pektinen, die cholesterinhemmend wirken und durch ihre Quelleigenschaft die Ausscheidungstätigkeit fördern. Im Gegensatz zu Gemüse enthält es allerdings nur wenig andere Vitamine und Mineralstoffe. Um körperliche und geistige Fitness so lang wie möglich zu erhalten, sollten täglich drei Portionen Gemüse und zwei Portionen Obst gegessen werden.

Kräuter und Gewürze stehen ebenfalls für eine gesunde Küche. Sie haben viele positive Eigenschaften, die sowohl unserem Appetit als auch unserer Verdauung zugute kommen.

Gewürze wie Knoblauch, Senf, Rosmarin, Chili, Paprika beeinflussen die Herzleistung und Durchblutung. Fenchel, Kresse, Meerrettich, Nelken, Kurkuma und Knoblauch bekämpfen schädliche Bakterien.

Milch und Milchprodukte: Zu dieser Gruppe gehören Milch, Quark (Topfen), Käse und Sauermilchprodukte wie etwa Joghurt und Kefir. Butter und Sahne gehören wegen ihres hohen Fettgehaltes in die Nahrungsmittelgruppe Fette und Öle. Die beruhigenden Eigenschaften der Milch können vor allem auch von Menschen genutzt werden, die unter Schlafstörungen oder innerer Unruhe leiden. Dazu wird die Milch erwärmt und eventuell mit Honig gesüßt.

Bei älteren Menschen lässt die Vorliebe für Fleisch häufig nach. Milchprodukte sind deshalb umso wichtiger, damit die Versorgung mit dem lebensnotwendigen Vitamin B12 gewährleistet ist. Dieses ist nur in tierischen oder milchsauer vergorenen pflanzlichen Produkten zu finden.

Fleisch, Fisch, Eier und Hülsenfrüchte: Tierisches Eiweiß ist in Fleisch, Fisch, Milch und Milchprodukten sowie Eiern enthalten. Hülsenfrüchte wie Linsen, Bohnen, Erbsen oder Getreide, Kartoffeln und Soja sind gute pflanzliche Eiweißlieferanten und im Gegensatz zu den übrigen Lebensmitteln dieser Gruppe frei von Cholesterin.

Das Verhältnis von einem Drittel tierischem Eiweiß und zwei Dritteln pflanzlichem Eiweiß ist eine gesunde Zusammensetzung im Ernährungsplan und besonders in der Osteoporoseprävention zu befürworten. Menschen, die zu Gicht neigen, sollten ihren Fleischkonsum unbedingt reduzieren. Besonders Innereien müssen vermieden werden, da diese reich an Purinen (Harnsäure) sind.

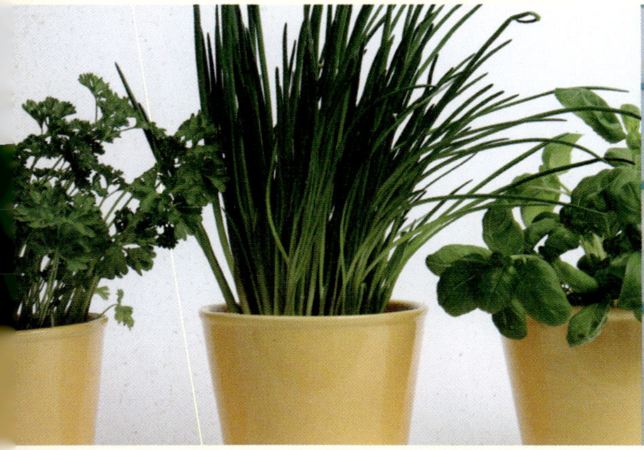

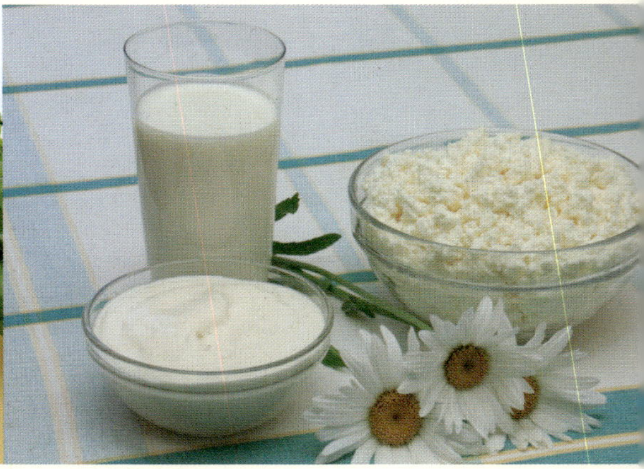

Fette und Öle: Bei der Wahl von Speiseölen ist Abwechslung besonders wichtig. Pflanzliche Öle sind zudem gute Vitamin-E-Lieferanten und frei von Cholesterin. Gehärtete Fette in Margarine, Schokoladecreme, Knabbergebäck, fertigem Blätterteig, Süßigkeiten usw. sind ungesund und daher nicht empfehlenswert.

Zur Gruppe der Fette gehören unter anderem auch **Nüsse** und **Samen**. Alte Menschen profitieren von Nüssen und Samen als Herz- und Zellschutz sowie als Powernahrung für das Gehirn. Abends sollte wegen der schweren Verdaulichkeit auf Nüsse verzichtet werden.

Zucker ist ein Genussmittel, das nur sehr sparsam konsumiert und wenn möglich durch passende Alternativen ersetzt werden sollte. Für Menschen mit Diabetes, Übergewicht oder Fettstoffwechselstörungen ist Zucker tabu. Als alternative Lösung können Süßstoffe verwendet werden, die kalorienfrei, aber ohne ernährungsphysiologischen Wert sind.

Schokolade hat einen sehr hohen Zucker- und Fettanteil. Manchmal ist sie aber als Genussmittel und Seelentröster einfach unersetzlich. **Bitterschokolade** mit einem hohen Kakao- und einem geringeren Zuckeranteil ist die beste Alternative. Darüber hinaus enthalten 20 Gramm Bitterschokolade gleich viele herzstärkende Polyphenole wie 200 Milliliter Rotwein.

Trockenfrüchte sind äußerst gesunde Energiespender mit einem hohen Anteil an Vitaminen und Mineralstoffen. Sie sind in kleinen Mengen als Zwischenmahlzeit zur körperlichen und geistigen Ankurbelung empfehlenswert.

Honig ist ein wertvolles Lebensmittel, hat jedoch den gleichen Energiegehalt wie Zucker. Bei süßen Brotaufstrichen, wie zum Beispiel Marmeladen, sollte jenen mit hohem Fruchtanteil der Vorzug gegeben werden. Kalt gerührte Marmeladen eignen sich hierfür sehr gut und tragen wesentlich dazu bei, Zucker einzusparen. Im Kühlschrank aufbewahrt, sind sie ein paar Tage haltbar.

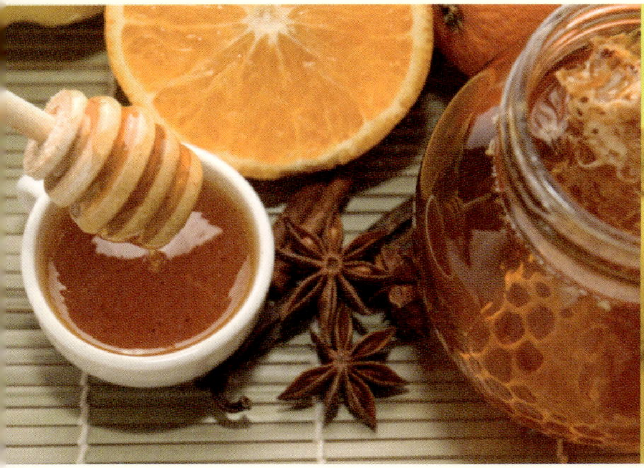

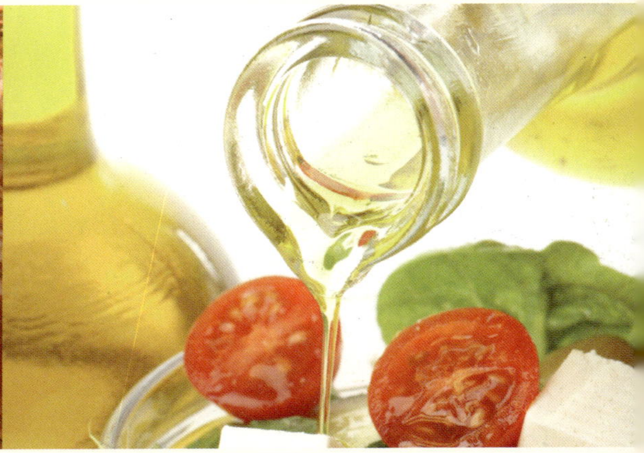

Tipps aus der Kräuterküche

Gourmetrestaurants und Sterneköche machen es vor: Kräuter sind „in". Doch ist nicht der Modetrend entscheidend, sondern die Tatsache, dass Kräuter kleine Vitalstoffpakete sind, die unseren Organismus mit wertvollen Mineralstoffen, Vitaminen und Spurenelementen versorgen. Während die Saison der Gartenkräuter zeitlich begrenzt ist, stehen uns Wildkräuter beinahe das ganze Jahr über zur Verfügung. An Abwechslung mangelt es nicht, wenn wir Brennnesseln, Petersilie, Bärlauch, Schafgarbe und Co zu leckeren Suppen, Pasten, Salaten, Aufläufen, Quiches usw. verarbeiten. Kräuter eignen sich aber auch als Würze besonders gut.

KRÄUTERSALZ: Der Experimentierfreude sind keine Grenzen gesetzt. Es ist einfach, Mischungen mit einer bzw. mit mehreren Geschmacksvarianten herzustellen. Kräuter, welche einen intensiven Eigengeschmack aufweisen, müssen eher sparsam dosiert werden (Liebstöckel, Salbei, Thymian, Rosmarin ...). Der Anteil an Kräutern im Salz liegt in etwa bei 1:3. Natürlich kann nach oben oder unten beliebig verschoben werden. Am besten erfolgt das Zerreiben der trockenen Kräuter mit dem Salz im Mörser. Es eignen sich aber auch Küchenmaschinen oder Kaffeemühlen. Die gemahlene Menge sollte nie zu groß sein und muss lichtgeschützt und trocken aufbewahrt werden.

ÖTZI KRÄUTERSALZ

200 g Bergkristallsalz
je 20 g Petersilie und Sellerie
10 g Quendel oder Thymian
je 5 g Spitzwegerich, Karottenkraut, Bohnenkraut, Gundelrebe
etwas Brennnessel- und Beifußsamen

Alle Zutaten trocknen und mit dem Salz zermahlen.

SUPPENKRÄUTERSALZ

je 20 g Liebstöckel und Petersilie
je 10 g Sellerie, Karotten und Knoblauch
150 g Salz

Alle Zutaten trocknen und mit dem Salz zermahlen.

KRÄUTERPASTE

Frische Kräuter zu Pasten verarbeitet, eignen sich besonders zum Würzen von Soßen und Suppen und sind eine gute Konservierungsmöglichkeit für den Winter.

Grundrezept: 100 g pürierte Kräuter, 10 g Salz, Olivenöl nach Bedarf.

ITALIENISCHE KRÄUTERPASTE AUF VORRAT

30 g Basilikum
25 g Oregano oder Dost
je 15 g Thymian und Rosmarin
5 g Salbei
7 g Salz

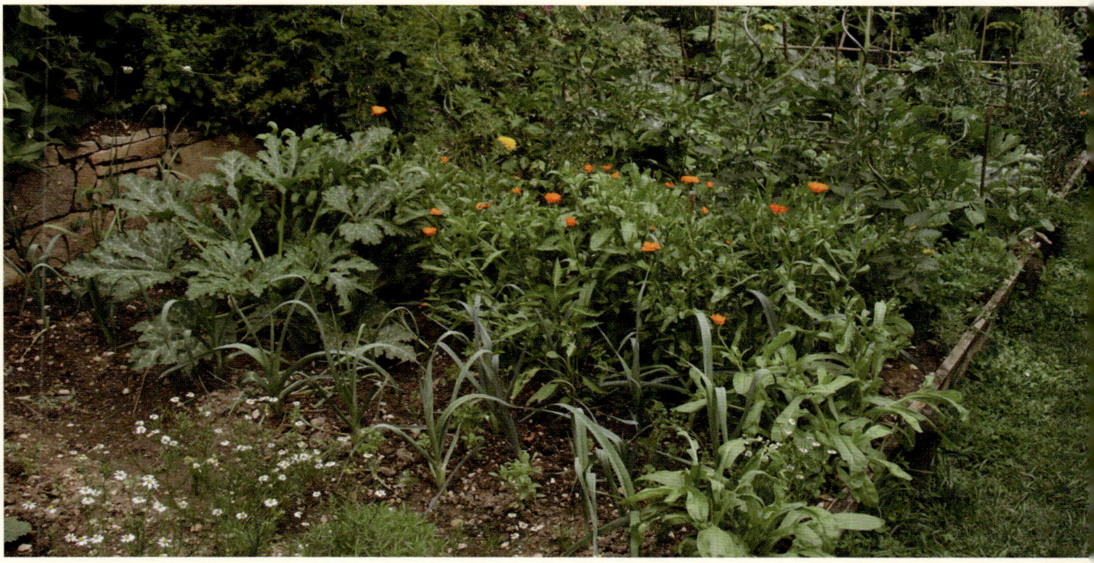

GEWÜRZESSIG

Essig ist ein altes und hervorragendes Konservierungsmittel. Kräuteressig lässt sich leicht zu Hause herstellen. Der Säuregehalt sollte mindestens 5 Prozent aufweisen. Ob fruchtig-roter Himbeeressig, scharfer, orangegelber Kapuzinerkresse- oder süßlich-blauer Veilchenessig, sie alle können zu einem wahren Geschmackserlebnis werden.

GEWÜRZESSIG FÜR EILIGE

1 l Apfelessig
2 Stängel Thymian, 3 Stängel Petersilie
1 kleiner Rosmarinzweig
1 Salbeiblatt
1 Lorbeerblatt
5 Pfefferkörner, 1/2 TL Senfkörner

Den erhitzten Essig über die Gewürze gießen, 1 bis 2 Tage zugedeckt ziehen lassen. Filtern und abfüllen.

GEWÜRZÖL

Aromatisierte Öle eignen sich besonders für die südländische Küche bzw. zum Würzen von Fleisch- und Fischgerichten. Für die Herstellung lässt man die Kräuter am besten zuerst etwas antrocknen. Auf keinen Fall vorher waschen! Nach zwei Wochen muss der Ansatz abgeseiht werden. Es empfiehlt sich, das Öl bald zu verbrauchen.

BÄRLAUCHÖL

1 EL Olivenöl
2 Handvoll Bärlauchblätter
1 Knoblauchzehe
3 Pfefferkörner
1 Chilischote

Die nudelig geschnittenen Bärlauchblätter und die geschälte, ganze Knoblauchzehe mit den übrigen Zutaten 10 Tage durchziehen lassen.

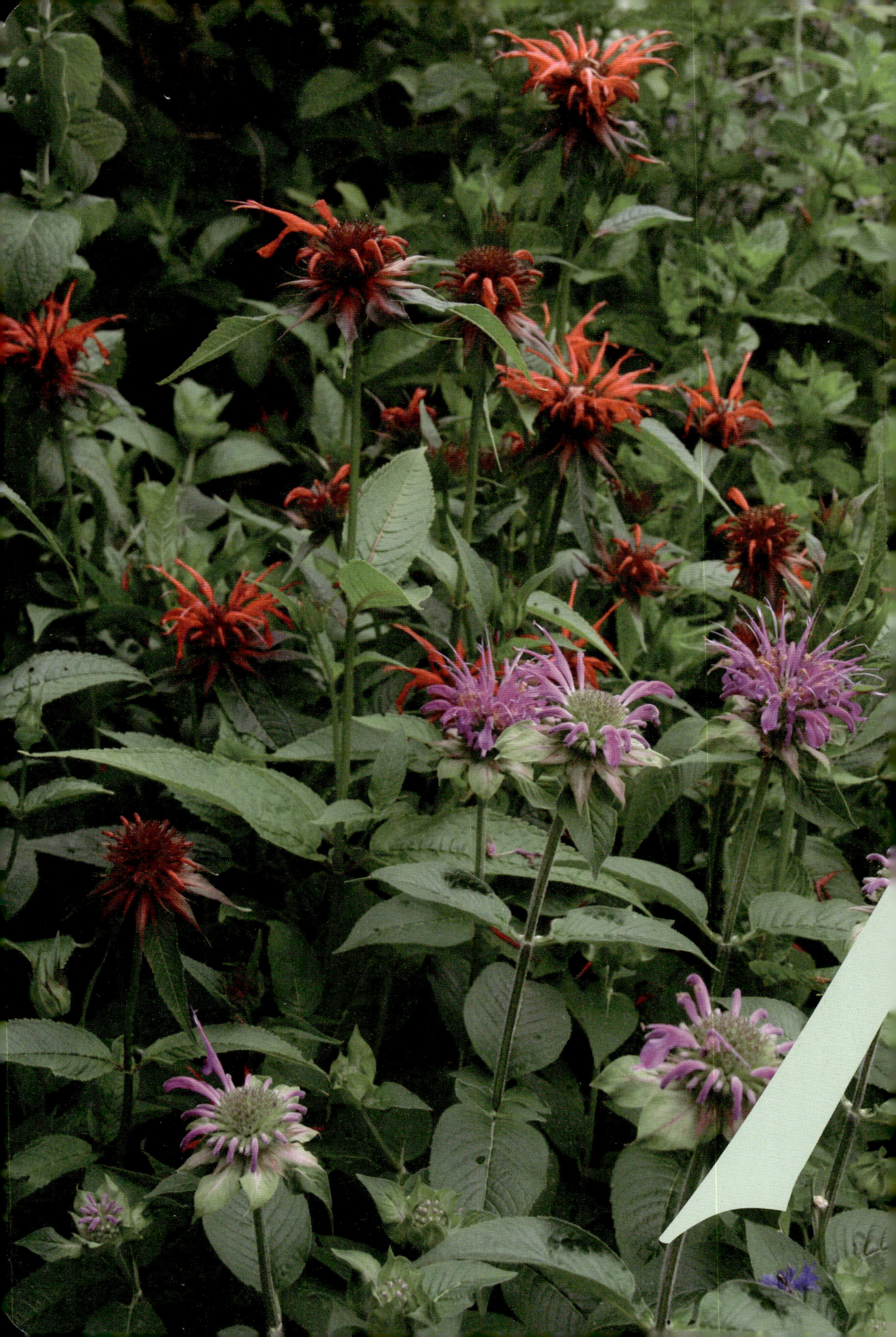

Kräuter

Heilende Pflanzenwelt

„Gegen jede Krankheit ist ein Kräutlein gewachsen!“ (Sebastian Kneipp)

Die Verwendung von Kräutern als Medizin ist so alt wie die Menschheitsgeschichte selbst. In der Frühzeit folgten die Menschen noch vor allem ihren Instinkten, wenn sie gewisse Pflanzen und Früchte aßen oder zu Heilzwecken verwendeten. Im alten Babylon, Ägypten, Griechenland, aber auch in Indien und China gab es ein großes Wissen um die Heilwirkung von Pflanzen, welches heute zum größten Teil noch seine Gültigkeit hat.

Auch Sebastian Kneipp nutzte die Heilkraft der Pflanzen. Noch vor ca. hundert Jahren stellten Kräuter für die ärmere Landbevölkerung die einzige Möglichkeit zur Selbstmedikation dar. Das Wissen um die heilenden Kräfte aus der Naturapotheke hatte Kneipp von seiner Mutter übernommen. Für seine therapeutische Tätigkeit setzte er vor allem mild wirkende Heilpflanzen ein. Er bereitete daraus Tinkturen, Pulver, Tees oder Öle und wendete sie kurmäßig zur Heilung, zur Linderung einer Krankheit und zur Vorbeugung an.

Das Motto „Hilft's nix, schadet's nix“ ist kein guter Leitsatz bei der Verwendung von Heilpflanzen. Die Einnahme von pflanzlichen Mitteln sollte stets **gut dosiert** und **in der richtigen Zusammensetzung** erfolgen. Bei schwerwiegenderen Erkrankungen und bei Einnahme von Medikamenten ist eine **ärztliche Absprache** unbedingt notwendig.

Die Anzahl der verschiedenen Heilkräuter ist schier unerschöpflich. Es vergeht kaum ein Tag, an dem nicht neueste Erkenntnisse aus der Phytotherapie aufhorchen lassen. Es sei jedoch vor allen schnell und einfach wirkenden „Wundermitteln“ gewarnt. Sie dienen meistens nur der Brieftasche findiger Geschäftemacher. Die Verwendung von Kräutern benötigt eine gewisse Regelmäßigkeit und Disziplin, damit sie ihre heilende Wirkung zur Gänze entfalten können. Aus diesem Grund wird eine therapeutische Kur in der Regel drei Wochen lang durchgeführt.

Heilpflanzen und ihre wichtigsten Inhaltsstoffe

Aufgrund ihrer Bestandteile wirken Kräuter therapeutisch und unterstützend. Sie enthalten aufbauende Ballaststoffe sowie Fette, Zucker und Eiweiß. Kräuter liefern zusätzlich wertvolle Vitamine, Spurenelemente und Mineralstoffe, die in einer vollwertigen Ernährung unerlässlich sind.

Mittlerweile ist die moderne Phytotherapie zu einem wissenschaftlich hoch untersuchten Zweig innerhalb der Biologie und der Schulmedizin herangewachsen. Heutzutage gibt es eigene Methoden, einzelne Inhaltsstoffe aus den Pflanzen zu lösen. Alte Erfahrungswerte werden zum einen bestätigt, zum anderen ergänzt. Wieder andere, besonders in der Volksmedizin hoch geschätzte Pflanzen, können den Erwartungen nicht standhalten und werden zum Teil sogar als gefährlich eingestuft. Jedoch wird vieles ein Geheimnis bleiben, gerade, was das Zusammenspiel der einzelnen Wirkstoffe betrifft. Das Ganze ist eben doch mehr als die Summe seiner Teile!

Die Wirkstoffe von Pflanzen sind ungleichmäßig in den Blüten, Blättern, in der Rinde, in den Wurzeln, in den Samen oder in den Früchten gespeichert. Der Wirkstoffgehalt schwankt aufgrund verschiedener Bedingungen wie Standort, Tageszeit, Witterungsverhältnisse oder Wachstumszyklus. Auch die Art des Sammelns und der Aufbewahrung verändert den Gehalt an Wirkstoffen. Gewisse Pflanzen werden kalt angesetzt und nur leicht erwärmt, andere wiederum ausgekocht oder überbrüht. Es gibt Pflanzen, die nur äußerlich angewandt werden, andere entfalten ihre Wirkung erst durch eine längere innere Anwendung.

Bitterstoffe

Bitterstoffe sind in einer großen Anzahl von Pflanzen enthalten. Sie regen hauptsächlich die Magensäfte an. Sie wirken **verdauungsfördernd** und stärken Leber und Galle. Bitterstoffhaltige Pflanzen sollten besonders in und nach Zeiten schwerer oder langer Erkrankungen eingenommen werden, um die Rekonvaleszenz zu beschleunigen. Für blutarme und nervös erschöpfte Menschen leisten sie ebenfalls gute Dienste. Zu den natürlichen Bittermitteln gehören: Schafgarbe, Löwenzahn, Ringelblume, Wermut, Beifuß, Mariendistel, Tausendgüldenkraut, Enzian, Engelwurz, Benediktenkraut, Ingwer u.a.

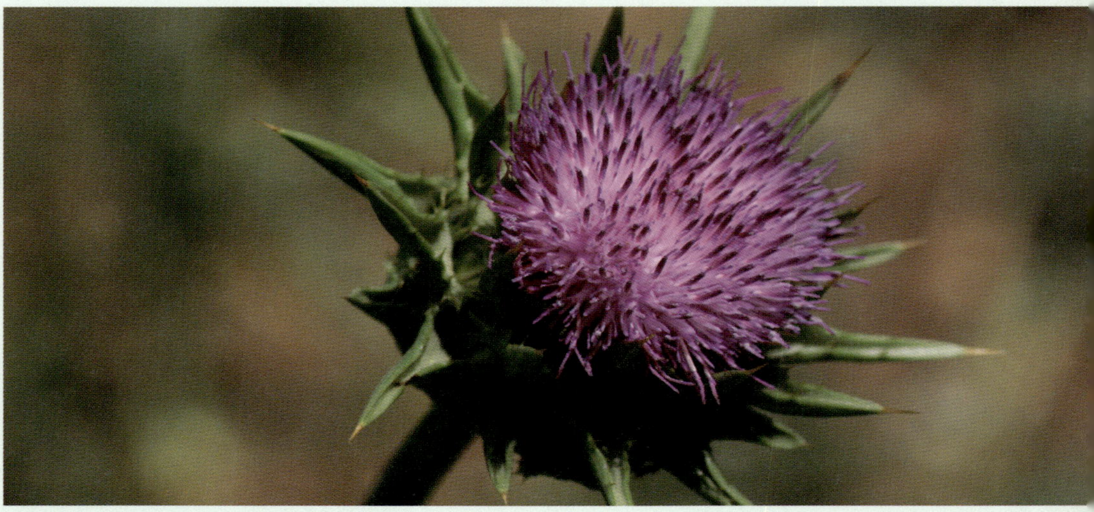

Die Mariendistel ist ein wertvoller Leberschutz.

Ätherische Öle

Sie verflüchtigen sich aufgrund ihrer Beschaffenheit leicht und müssen deshalb besonders sorgfältig und gut **verschlossen gelagert** werden. Sie wirken sich hemmend bei Entzündungen aus, sind harntreibend, auswurfsfördernd, gärungswidrig, krampflösend, bekämpfen Bakterien und Viren und stärken Magen und Darm. Reichhaltig an wertvollen ätherischen Ölen sind Kamille, Melisse, Minze, Thymian, Salbei und Lavendel.

Flavonoide

Dies sind Substanzen, die zumeist in gelb blühenden Pflanzen vorkommen und unterschiedlich wirken. Sie finden Verwendung bei der Behandlung von Funktionsstörungen der Venen (Rosskastanie), von Herz- und Kreislauf (Weißdorn) oder der Leber (Mariendistel). Sie wirken entwässernd (Birke) oder krampflösend (Kamille).

Gerbstoffe

Sie sind in der Lage, Eiweißstoffe auf der Haut und auf der Schleimhaut zu binden, wodurch den **Bakterien** der Nährboden entzogen wird. Darauf beruht ihre zusammenziehende Heilwirkung. Sie finden als Gurgelmittel bei Angina, als Mundspülmittel bei entzündetem Zahnfleisch, als Umschlag zur Wundbehandlung oder als Mittel gegen Durchfall, Hämorrhoiden, Frostbeulen und Entzündungen bzw. bei übermäßiger Schweißproduktion Verwendung. Zu den klassischen Gerbstoffpflanzen gehören Salbei, Bärenblättertraube, Blutwurz, Heidelbeere und Eichenrinde.

Schleimstoffe

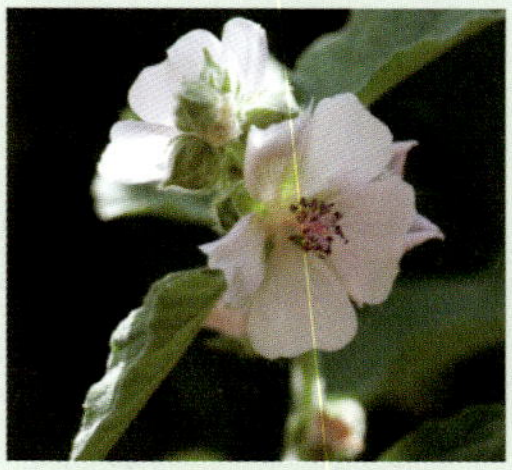

Diese Stoffe sind in der Pflanzenwelt zwar häufig, aber zumeist nur in Spuren anzutreffen. Ausnahmen bilden Lein, Eibisch und Isländisch Moos, welche durch ihren hohen Anteil an Schleim reizmildernd, entzündungshemmend und leicht abführend wirken. Besonders in Erkältungszeiten bieten schleimhaltige Pflanzen eine gute Stütze beim Abhusten.

Vitamine, Mineralien, Spurenelemente

Sie stellen verschiedene Nährstoffe dar, die für die Stoffwechselprozesse, den Wasserhaushalt, das Bindegewebe, die Knochen und die Organe wichtig sind. Ein Mangel führt nachweislich zu Störungen oder ernsthaften Erkrankungen. Deshalb haben Kräuter und Pflanzen auch einen hohen Nährwert.

Zubereitungsformen von Kräutern

Teeaufguss (*Infus*)

1 bis 2 TL Droge (getrocknetes Kraut) mit 1/4 l heißem Wasser übergießen, zugedeckt 7 bis 10 Minuten ziehen lassen, abseihen und schluckweise trinken. Bei frischem Kraut kann die Menge verdoppelt werden.

Abkochung (*Dekokt*)

Starke Blätter, dicke Stängel, Früchte, Rinden und Wurzeln werden in kaltem Wasser aufgestellt und 5 bis 10 Minuten mit geschlossenem Deckel gekocht, dann abgeseiht. Kümmel, Fenchel, Anis sollte man vorher zerstoßen. Dekokte können sowohl als Tee als auch als Badezusätze verwendet werden.

Kaltwasserauszug (*Mazerat*)

Pflanzenschleim verträgt keine Hitze. Deshalb werden z.B. Eibisch und Kalmus in kaltem Wasser angesetzt und mehrere Stunden stehen gelassen. Es sollte dabei ab und zu umgerührt werden. Vor dem Gebrauch wird der Auszug abgeseiht und kurz angewärmt.

MERKE: Teekräuter sind nicht unbegrenzt haltbar. Ihre Wirkstoffe nehmen bei längerer Lagerung immer mehr ab. Deshalb sollten Kräuter nach spätestens einem Jahr aufgebraucht sein. Kräuterreste können zu Sirup (wie Holundersirup) verarbeitet werden oder als Badezusatz dienen.

Tinktur

Tinkturen werden zumeist mit Alkohol hergestellt. Für Blätter und Blüten genügt ein Alkoholgrad von ca. 45 Prozent, für Rinden, Samen und Wurzeln wird ein Alkoholgrad von 60 bis 70 Prozent verwendet. Ihre Wirkung ist stärker als die des Tees. Beim allgemein bekannten Arnikaschnaps handelt es sich ebenfalls um eine Tinktur. Tinkturen sind für Kinder und Menschen mit Alkoholproblemen tabu.

ARNIKASCHNAPS: 3 Handvoll Blüten mit 1/2 l Schnaps übergießen. Man lässt das Ganze 3 Wochen im Hellen, jedoch ohne direkte Sonneneinstrahlung, ausziehen. Die fertige Tinktur wird abgeseiht und in dunklen Fläschchen kühl aufbewahrt.

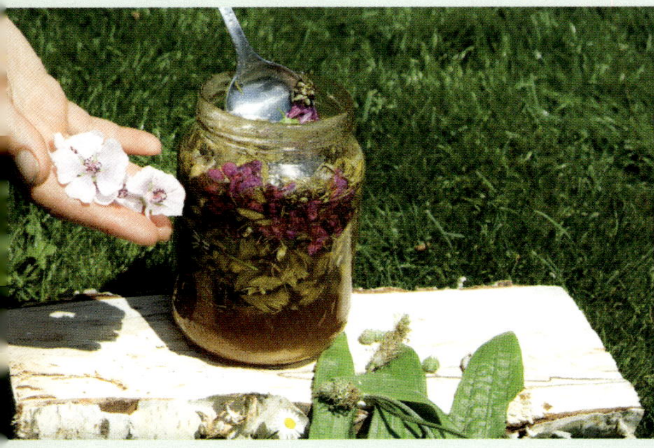

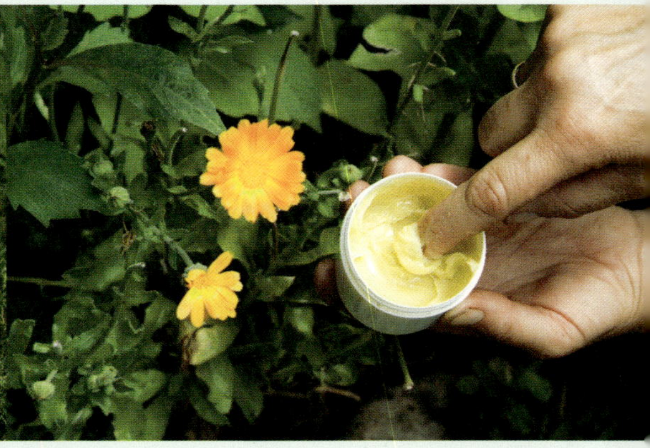

Öl

Ölauszüge werden in erster Linie zur Salbenzubereitung verwendet. Dazu wird ein weithalsiges Glas zur Hälfte mit den entsprechenden Kräutern gefüllt und mit kalt gepresstem Oliven- oder Sonnenblumenöl übergossen. Der Ansatz wird an einen hellen Ort gestellt, täglich verschüttelt und nach 3 Wochen filtriert. Äußerst wirksam ist das Johanniskrautöl, das auch als Rotöl bekannt ist. Es wird sehr gerne als Massageöl bei Bandscheibenschmerzen, Nackenverspannungen und neuralgischen Schmerzen verwendet. Als Wundöl regt es die Heilung an. Innerlich eingenommen wirkt es leicht galletreibend und beruhigend auf die Magenschleimhäute. Dazu wird am besten morgens 1 TL auf nüchternem Magen eingenommen.

JOHANNISKRAUTÖL: 25 g frische Blüten werden etwas zerstoßen und mit 1/2 l hochwertigem Olivenöl angesetzt. Das Öl wird für 1 Tag lang nur mit einem Tuch bedeckt an einen hellen Ort ohne direkte Sonneneinstrahlung gestellt und für weitere 3 Wochen verschlossen ausgezogen. Sobald es eine rubinrote Farbe angenommen hat, ist das Öl gebrauchsfertig. Es wird abgeseiht und in dunklen Flaschen an einem kühlen Ort gelagert. Achtung: Johanniskrautpräparate machen lichtempfindlich.

Salben

Salben können problemlos zu Hause hergestellt werden. Im Unterschied zur Creme ist die Salbe eine streichfähige Masse ohne wässrige Anteile. In ihrer einfachsten Zubereitungsform besteht sie aus einem Fettanteil, der mit Bienenwachs eingedickt wird.

GRUNDREZEPT FÜR DIE SALBENZUBEREITUNG: In 5 Teilen Öl wird 1 Teil Bienenwachs eingerührt. Bewährte Heilkräuter für Ölauszüge (siehe Öl) sind: Lavendelblüten, Ringelblumen, Ackerstiefmütterchen, Kamillenblüten.

Die äußerliche Anwendung von Kräutern

- **Vollbäder:** Einen starken Teeaufguss (1 gehäufter EL auf 1 l Wasser) dem Badewasser beimengen.
- **Teilbäder:** Den betroffenen kranken oder verletzten Körperteil im Tee baden.
- **Ansteigende Fußbäder:** Zusätze wie Thymian und Ackerschachtelhalm verstärken die Abwehr bei plötzlich auftretenden Infekten.
- **Inhalationen:** 1 bis 2 EL Droge mit 1/2 bis zu 1 l Wasser übergießen.
- **Umschläge:** Einen Wattebausch (ausgenommen bei offenen Wunden) oder eine Mullbinde bzw. ein Leinentuch mit Tee tränken, leicht auswringen und anschließend auf die betreffende Stelle auflegen.
- **Waschungen:** Sie bewähren sich besonders bei Hautproblemen und werden mit einem sauberen, in Tee getränkten Tuch kreisförmig durchgeführt. Krusten können zuerst durch mehrmaliges Betupfen etwas aufgeweicht und dann entfernt werden.
- **Gurgellösungen:** Die reine Gurgelzeit muss mindestens 1 Minute, eine Mundspülung 5 Minuten dauern und mit ungesüßtem, lauwarmem Tee durchgeführt werden (z.B. Salbei, Teebaumöl ...).
- **Augenspülungen:** Mit einem teegetränkten Tüchlein werden die geschlossenen Augen von der Schläfe zur Nase hin jeweils für 3 Minuten ausgewaschen. Es ist wichtig, dafür zu sorgen, dass sich keine Flimmerhärchen im Teeaufguss befinden. Ein hervorragendes Mittel für Augenwaschungen ist der Augentrost.
- **Kräutersäckchen:** Trockene Kräutersäckchen dienen durch ihren ätherischen Inhalt als Schlafhilfe. Feucht-heiße Säcke wirken tiefer ins Gewebe ein. Dazu wird das Säckchen über Wasserdampf erwärmt oder kurz in heißes Wasser getaucht und so warm wie möglich aufgetragen.

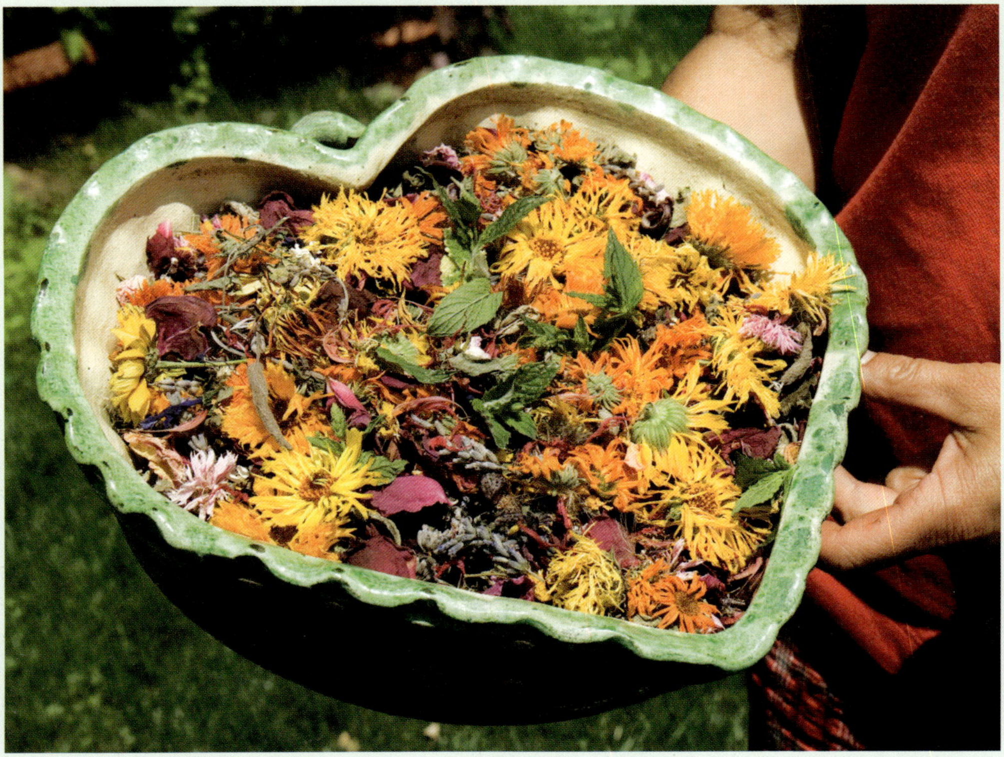

Sammeln und Aufbewahren von Heilkräutern

Wichtige Regeln für das Sammeln

- Nur Kräuter sammeln, die man auch wirklich kennt. Verwechslungsgefahr besteht hauptsächlich bei Doldenblütlern wie Schierling und Hundspetersilie, bei Bärlauch mit Maiglöckchen und Herbstzeitlosen, beim Ackerschachtelhalm mit dem Wald- und Sumpfschachtelhalm.
- Nur gesunde, junge, frische Kräuter wählen.
- Die gängigen Umweltschutzbestimmungen respektieren und einhalten.
- Gespritzte und gedüngte Wiesen sowie Wegränder mit Abgasen und Verunreinigungen meiden.
- Das Sammelgut so schnell wie möglich weiterverarbeiten.

DER OPTIMALE ZEITPUNKT ZUM SAMMELN VON HEILPFLANZEN

Blätter	jung, aber voll entfaltet, vormittags
Blüten	zu Beginn der Vollblüte, am späten Vormittag
Ganze Kräuter	zu Beginn der Blüte
Früchte und Samen	vollreif, ganztags
Wurzeln	kräftig und voll entwickelt, Frühling/Herbst, ganztags
Rinden	von jungen Zweigen im Frühling, ganztags

Prinzipiell sollte man nur bei schönem Wetter und geringer Luftfeuchtigkeit ernten! Das Ernten nach den Mondphasen ist eine eigene Philosophie. Oberirdische Pflanzenteile haben bei zunehmendem und Wurzeln bei abnehmendem Mond die größtmögliche Ansammlung von heilenden Substanzen. Bei Vollmond gelten die Pflanzen als besonders heilkräftig. Blüten werden an speziellen Blütentagen (Zwillinge, Waage, Wassermann) und Blätter an Blatttagen (Krebs, Skorpion, Fisch) gesammelt.

Das Trocknen der Kräuter

Je kürzer und schonender die Trocknung erfolgt, desto besser sind Aroma und Heilwirkung. Zum Trocknen eignet sich ein luftiger Raum ohne direkte Sonneneinstrahlung. Die frischen Kräuter werden, wenn möglich, nicht gewaschen, sondern nur geschüttelt und etwas zerpflückt. Als Unterlage zum Trocknen eignen sich verkehrt aufgestellte Steigen aus Holz oder Plastik bzw. Gitterroste, damit die Luft gut zirkulieren kann. Darüber wird ein grobmaschiger Stoff oder ein Geschirrtuch gelegt, worauf man Blüten und Blätter locker verteilt. Die Trockentemperatur sollte auch bei mechanischen Hilfsmitteln 35° C nicht übersteigen.

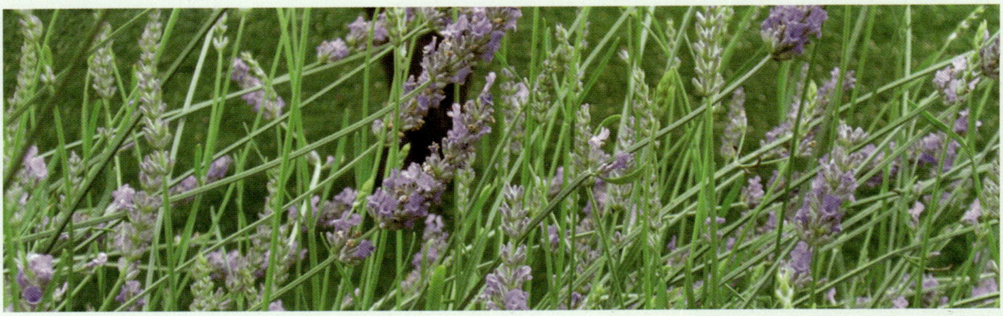

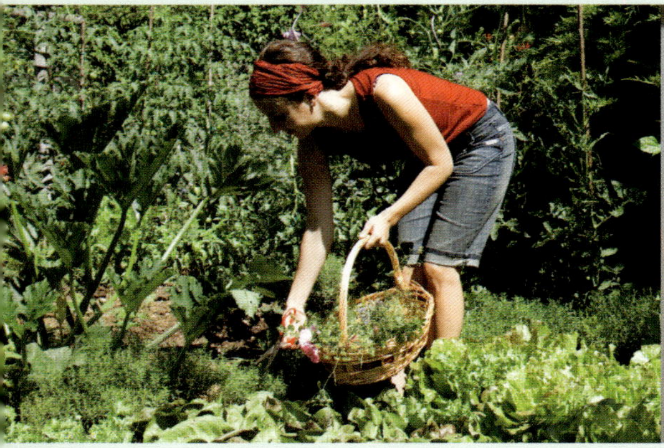
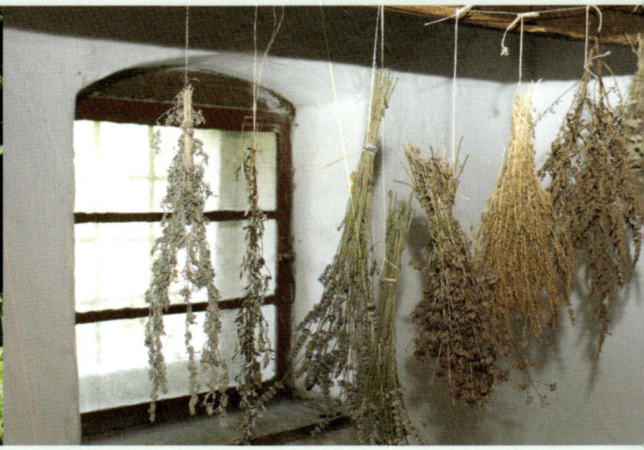

Kräuter, die leicht trocknen, können auch **büschelweise kopfüber** aufgehängt werden. Die Bündel dürfen nicht zu groß sein, damit sie gleichmäßig trocknen. **Wurzeln** werden zuerst mit einer Bürste gereinigt, dann aufgeschnitten und am besten aufgefädelt. Es ist sinnvoll, sie im Backrohr nachzutrocknen.

Es ist nur sehr schwer möglich, sich die gesamte Naturapotheke auf Vorrat ins Haus zu holen. Deshalb sollten hauptsächlich jene Kräutlein gesammelt werden, die in der unmittelbaren Umgebung wachsen. Sie sind es zumeist auch, welche für uns zum Segen wachsen, die wir wahrscheinlich brauchen und am besten vertragen.

Nicht alle verfügen über die nötige Zeit und die nötigen Kenntnisse zum Selbstsammeln. Der Fachhandel bietet diesbezüglich eine sehr gute Alternative. Er gewährleistet die Qualität der Heilpflanzen und kann zusätzlich fachlich beraten.

Kräuter zu Hause

Kräuter im Garten

Ein **Naturgarten** zeichnet sich durch seine Vielfalt an Gemüse, Blumen und Kräutern aus. So wie wir Menschen uns in der Gemeinschaft besser entwickeln und reifen, so profitieren auch Pflanzen voneinander und können sich in Gesundheit und Wachstum positiv beeinflussen. Wer sich auf die Vorteile einer **Mischkultur** einlässt und naturnahe Maßnahmen zur Düngung und Schädlingsbekämpfung konsequent umsetzt, wird viel Freude und Erfolg bei der Pflege seines Gartens erleben. Wer aber auch bereit ist, das sogenannte Unkraut als einen Teil von Gottes Schöpfungsplan zu akzeptieren und zu nutzen, der kann im Garten bereits ein Stück Paradies erahnen.

Der Aufenthalt im Freien und in der Natur dient einer optimalen Versorgung mit Frischluft und somit einer besseren Durchblutung aller Organe. Die Sonnenstrahlen füllen unseren Vitamin-D-Speicher auf, der Wechsel von warm und kalt trägt zur Abhärtung bei. Die Bewegung stärkt Knochen und Muskulatur. Die Arbeit im Garten und der Umgang mit Pflanzen schenken Lebensfreude und Verantwortung. Sie bieten immer wieder die Gelegenheit, gewisse Einsichten und Naturgesetze, wie z.B. Wachsen, Gedeihen und Vergehen, zu erkennen und für eine positive Lebensordnung zu nutzen.

Kräuter spielen im naturnahen Hausgarten eine bestimmende Rolle. Sie dienen nicht nur als Lückenbüßer oder als pflegeleichtes Beikraut, sondern helfen mit, die Gartenlandschaft durch verschiedene **Formen**, **Farben** und **Düfte** abwechslungsreich und bunt zu gestalten. Gleichzeitig sind sie eine Anregung für unsere Sinne. Einen blühenden Rosmarinstrauch im Vorübergehen zu streicheln und dabei seinen herben, sinnlichen Duft einzuatmen, lässt Sommerträume zurückkehren. Der flaumige Pelz des Eibischblattes erinnert an das Fell eines Kätzchens. Als wahre Gaumenfreude erweisen sich selbst gemachtes Lavendeleis und Veilchenblütenessig. Dies sind nur einige von vielen Möglichkeiten, Natur hautnah zu erleben. Besonders Kinder sollen damit in Berührung kommen!

Die Sortenauswahl an Kräutern wird von Jahr zu Jahr größer und viele neue Züchtungen eignen sich hervorragend als blühfreudige und geruchsintensive Zierpflanzen. Ob zur Verschönerung von Mauern und Mauerritzen, zur Bepflanzung von Kübeln, im Steingarten und im Staudenbeet, aber auch als kleiner abgegrenzter Blickfang in einer Kräuterschnecke oder im Themenbeet: Gestaltungsmöglichkeiten gibt es zur Genüge.

Ein kleiner Vorrat an frischen Kräutern kann auch in Kisten, Töpfen und Balkonkästen gezogen werden. Diese brauchen einen sonnigen Standort und regelmäßige biologische Düngung.

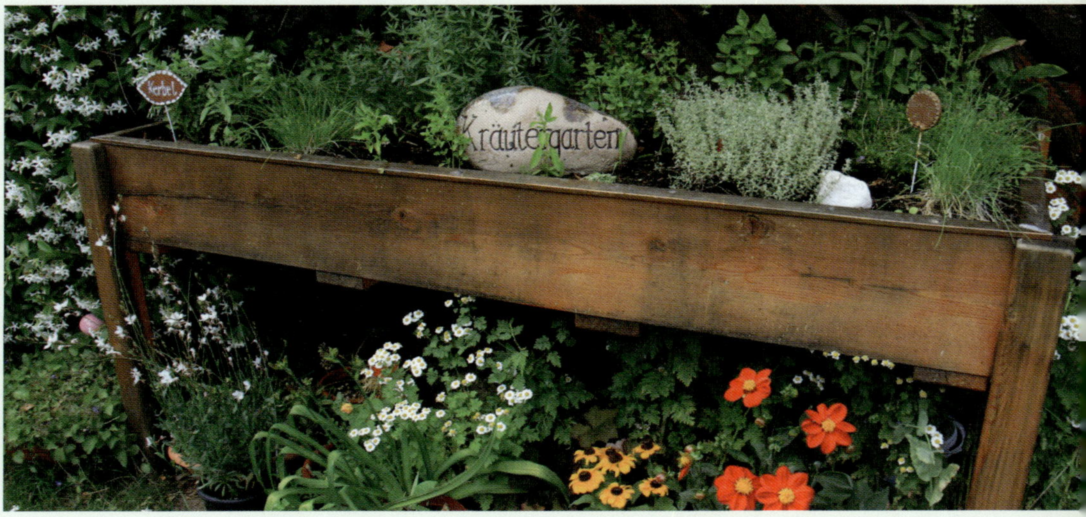

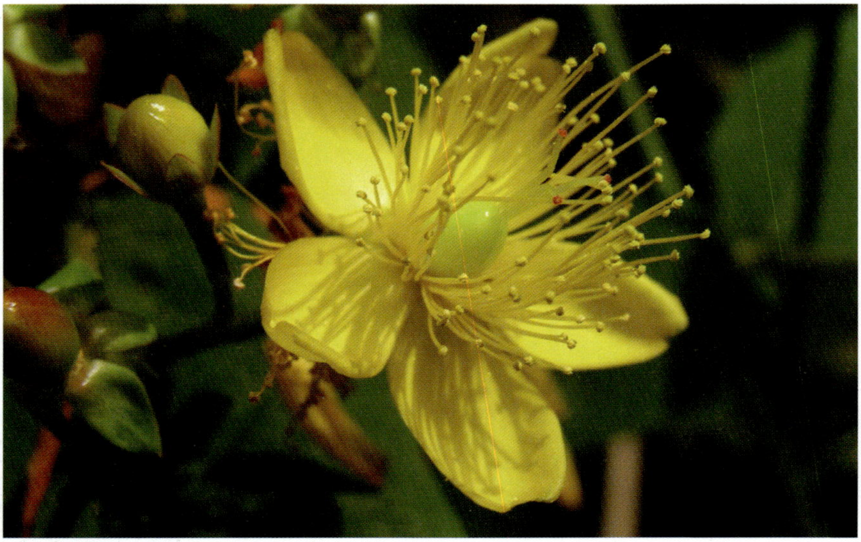

Kräutersegenswünsche

Ich wünsche dir die Unverwüstlichkeit, Tatkraft und Blühfreude,
die in der Ringelblume stecken
Ich wünsche dir die tiefe Verwurzelung und die Gabe der Veränderung,
die den Löwenzahn auszeichnen
Ich wünsche dir die Geselligkeit und die Lebenslust des Huflattichs,
der nie alleine wächst und auch mit unwirtlichen Bedingungen zurechtkommt
Ich wünsche dir die unbändige Energie und das Vertrauen zu der Sonne,
die das Johanniskraut, trotz blutenden Herzens, in dir wecken kann
Ich wünsche dir die Beständigkeit der Brennnessel,
die sich schwer vertreiben lässt und sich zu wehren weiß
Ich wünsche dir Ruhe und Entspannung,
die Melisse und Baldrian zu schenken vermögen
Ich wünsche dir Wachstum, Gesundheit und Freude an allem,
was da wächst und blüht im Garten der Natur

Küchenkräuter sind auch Heilkräuter

Gartenkräuter werden in erster Linie als **Gewürzkräuter** verwendet. Sie verleihen gewissen Speisen den typischen Geschmack und helfen, Salz einzusparen. Kräutersalz und Kräuterpasten sind hierfür hervorragend geeignet. Sie versorgen uns besonders in der kalten Jahreszeit mit wertvollen Vitaminen, Mineralstoffen und Spurenelementen. Gartenkräuter stärken Herz, Leber, Niere, Blase und Schleimhäute. Machen wir es uns zur lieben Angewohnheit, beim Aufenthalt im Garten kräftig von den verschiedenen Kräutern zu naschen!

Im Sommer werden Kräuter hauptsächlich frisch verwendet und großzügig den verschiedenen Speisen beigemengt. Für den Wintervorrat greift man auf gedörrte, eingesalzene oder gefrorene Kräuter zurück. Kräuterwürfel aus der Tiefkühltruhe sind schnell zubereitet und praktisch portioniert. Dazu schneidet man die Kräuter klein und füllt sie mit wenig Wasser in die entsprechenden Behälter. Die gefrorenen Würfel können in Gefrierbeuteln aufbewahrt werden. Petersilie, Schnittlauch und Kresse lassen sich das ganze Jahr hindurch zumeist problemlos am Fensterbrett ziehen.

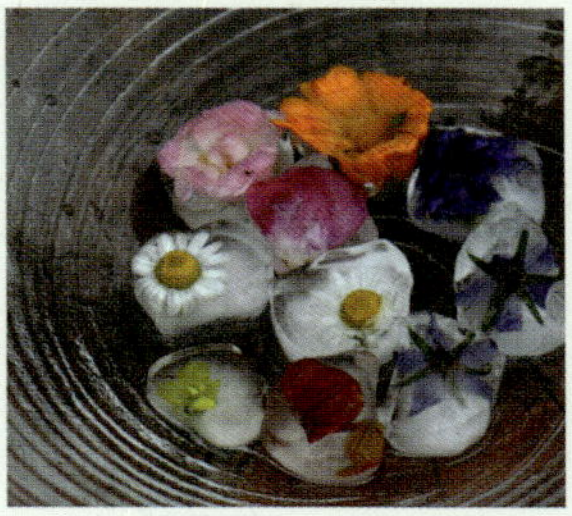

Eiswürfel können mit frischen Blüten von Borretsch, Gänseblümchen, Ringelblume, Kamille oder Blättchen von Minze, Rose und Melisse hergestellt werden.

Zur Verschönerung und Kühlung von Getränken können Eiswürfel mit frischen Blüten von Borretsch, Gänseblümchen, Ringelblume, Kamille oder Blättchen von Minze, Rose und Melisse hergestellt werden. Der Phantasie sind diesbezüglich keine Grenzen gesetzt.

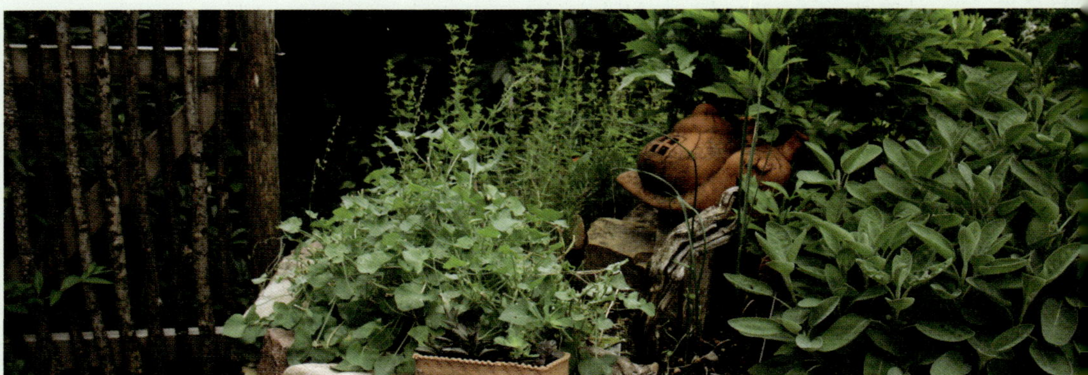

EINJÄHRIGE GARTENKRÄUTER

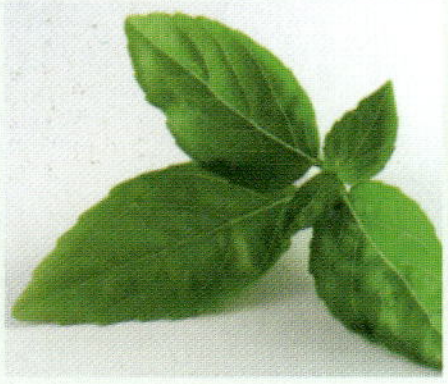

Basilikum (Ocimum basilicum)
ist ein Nervenkraut, das durch seine ätherischen Öle Magen und Darm entkrampft, die Nieren anregt und die Menstruation bzw. Milchbildung fördert.

TIPP: Basilikum sollte nicht getrocknet werden, da es stark an Geschmack einbüßt. Eine gute Alternative bietet eine Kräuterpaste, die wie folgt zubereitet wird: 100 g Kräuter und 10 g Salz pürieren. In ein Glas schichten und mit Olivenöl aufgießen, bis die Masse bedeckt ist. Kühl lagern. Auf diese Art lassen sich auch Bärlauch, Liebstöckel, Petersilie etc. für längere Zeit konservieren.

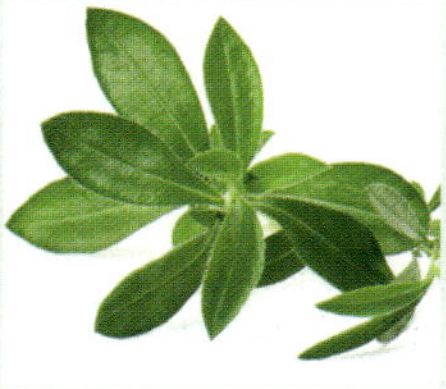

Bohnenkraut (Satureja hortensis)
wird speziell als Gewürz für schwere Kost verwendet, weil es verdauungsfördernd und blähungswidrig wirkt. Es entfaltet in der Zeit der Blüte seine volle Kraft und kann auch bei Husten als Tee oder Gurgelmittel eingesetzt werden. Zudem wirkt es cholesterinsenkend.

TIPP: Als Alternative für die Weinraute, wie das einjährige Bohnenkraut auch genannt wird, gilt das winterharte Bergbohnenkraut, das sich auch als hervorragendes Pizzagewürz eignet.

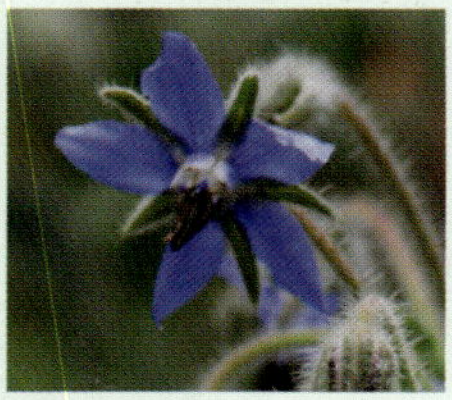

Borretsch (Borago officinalis)
wirkt schmerzlindernd und entzündungshemmend. Bei Schwellungen können Umschläge mit den Blättern gemacht werden. Die zartblauen Blüten sind nicht nur eine wunderhübsche Dekoration, sondern helfen besonders traurigen Herzen und schenken Mut und Zuversicht. Gegen beginnenden Rheumatismus wird Borretsch ebenfalls empfohlen.

TIPP: Die im Fachhandel erhältlichen Borretsch-Samenölkapseln sind eine gute Nahrungsergänzung für Gamma-Linolensäure, welche besonders bei Neurodermitis empfehlenswert ist.

Dill (Anethum graveolens)

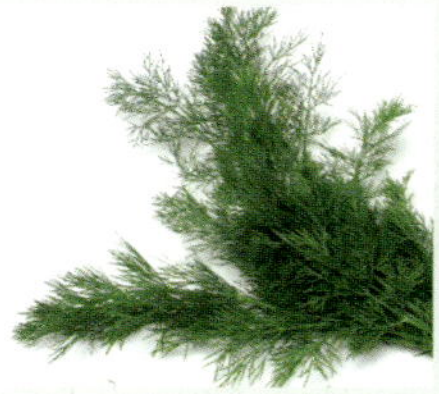

ist ein aromatisches Kraut, das so wie Fenchel, Anis und Kümmel die Verdauung unterstützt und Blähungen beseitigt. Das Kauen von Dillsamen bekämpft Mundgeruch, der Teeaufguss kann bei Schlaf- und Appetitlosigkeit helfen.

TIPP: Der Tee aus dem Kraut des Gewürzfenchels schmeckt sehr aromatisch und kann bereits zeitig im Frühjahr frisch geerntet werden. Die Doldenblüten im Herbst sind auch ein schöner Schmuck für große Vasen.

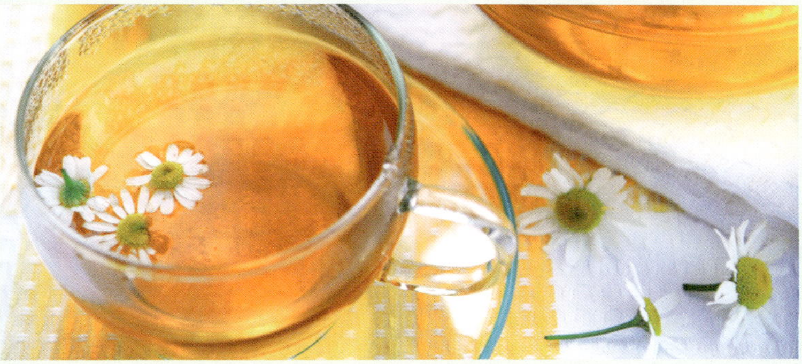

Die Kraft,
das Weh im Leib
zu stillen,
verlieh der Schöpfer
den Kamillen.
Die blühn und warten
unverzagt auf jemand,
den das Bauchweh plagt.
Der Mensch jedoch
in seiner Pein
glaubt nicht an das,
was allgemein
zu haben ist.
Er schreit nach Pillen:
„Verschont mich",
sagt er,
„mit Kamillen,
um Gottes Willen!"

Karl Heinrich Waggerl

Kamille (Matricaria chamomilla)

Mit nebenstehendem Gedicht von Karl Heinrich Waggerl wird schon viel über dieses klassische und höchst wirksame Kraut ausgesagt. Das Frauenheilmittel ist gleichzeitig auch ein klassisches Kraut für Kinder. Neben Magen vermag diese Pflanze auch Nerven und Darm zu beruhigen. Kamillendämpfe helfen bei Erkrankungen der Luftwege, Auflagen und Kompressen beschleunigen die Wundheilung und besänftigen Hautprobleme.

TIPP: Die römische Kamille sollte man sich unbedingt ins Kräuterbeet holen. Ihre Blüten sind viel größer und ihr an grünen Apfel erinnernder Duft einzigartig.

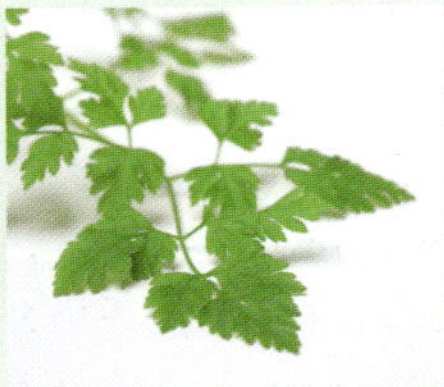

Kerbel (Anthriscus cerefolium)
erinnert im Aussehen und im Geschmack an Petersilie. Er wird besonders im zeitigen Frühling als Anregung des Stoffwechsels und zur Entschlackung verwendet.

TIPP: Um den ganzen Sommer über mit dem frischen Grün versorgt zu sein, sollte man 14-tägig nachsäen.

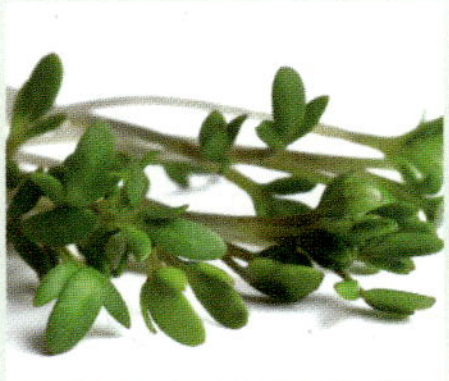

Kresse (Lepidium sativum)
kann den ganzen Winter über auf der Fensterbank gezogen werden. Senföle, Bitterstoffe und viel Vitamin C unterstützen die Verdauung, wirken antibakteriell und blutbildend. Zudem verleihen sie Salaten, Suppen und Aufstrichen eine pikante Note und erinnern im Geschmack an Radieschen.

PIKANTER KRÄUTERTOPFEN

250 g Topfen (Quark), 2 gekochte und gewürfelte Eier, 1 Bund Radieschen, 2 EL Kresse, 1/2 gewürfelte Zwiebel, 1 EL geriebener Kren, 1 TL Senf, Salz, Pfeffer, 4 EL Sauerrahm (saure Sahne)

Majoran (Origanum majorana)
wirkt nervenstärkend, verdauungsfördernd und schleimlösend.

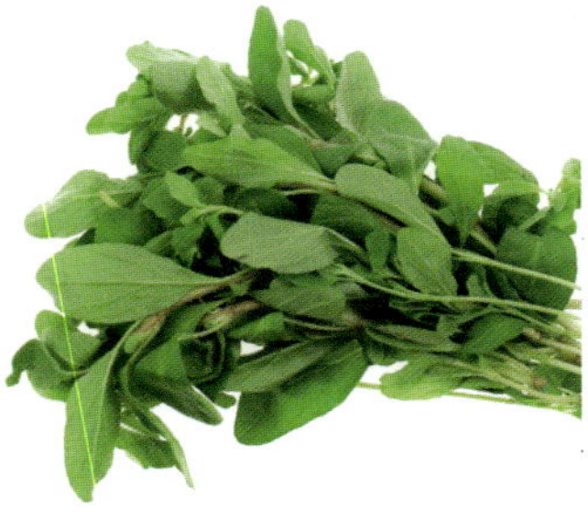

TIPP: Bei erkälteten Kindern leistet die Majoransalbe gute Dienste. Dabei wird getrockneter Majoran mit ganz wenig Alkohol verrührt, einen Tag lang stehen gelassen und dann mit erwärmter Butter vermischt. Diese Salbe ist nicht lange haltbar und muss im Kühlschrank aufbewahrt werden. Man kann damit kleine, errötete Rinnnasen behandeln oder den Brustkorb einmassieren. Als Gewürz verträgt sich Majoran sehr gut mit Kartoffeln und Hackfleisch.

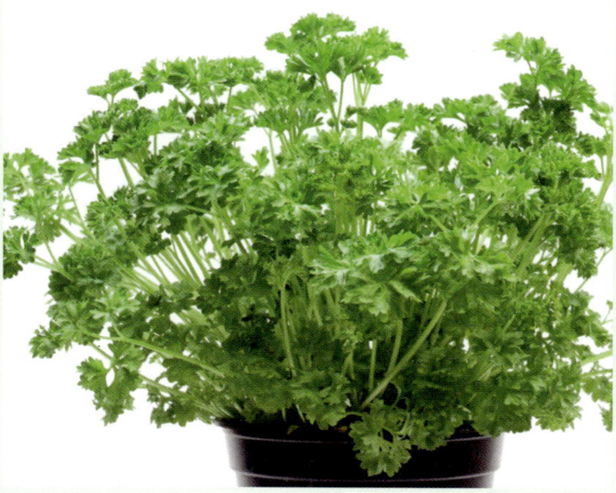

Petersilie (Petroselinum sativus)
ist das klassische Küchenkraut für unsere heimischen Gerichte. Reichlich Vitamin C, ätherische Öle und Mineralstoffe sprechen für den hohen gesundheitlichen Wert. Blätter oder Wurzeln werden zum Entwässern bei Wassersucht, Blasenschwäche und Harnverhaltung eingesetzt. Schwangere müssen beim Gebrauch von Petersilie vorsichtig sein. Ihre anregende Wirkung auf den Uterus könnte zu einer Fehlgeburt führen.

TIPP: Im gut sortierten Fachhandel findet man auch das Peterkraut. Sein Geschmack erinnert an eine Mischung aus Petersilie und Sellerie.

Ringelblume (Calendula officinalis)
Sie ist zwar kein Gewürzkraut, dafür aber eine Gartenblume mit beachtlicher Heilwirkung. Ihre Bitterstoffe regen die Verdauung an und stärken die Leber. Auch bei unregelmäßiger Menstruation und gegen Entzündungen sowie als Blutreinigung wird der Teeaufguss empfohlen. Die Ringelblumensalbe ist ein probates Mittel zur Hautpflege, zur Wundheilung, gegen Schwangerschaftsstreifen, bei Nagelbettentzündungen und Venenleiden.

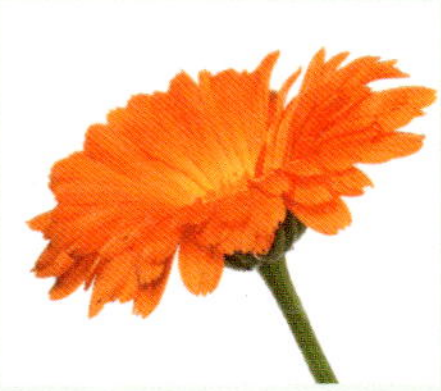

Nachdem sich die Ringelblume immer wieder von alleine aussät und mehrmals im Jahr blüht, ist sie eine treue Begleiterin von Naturgärten. Trotzdem sollte periodisch neues Saatgut ausgebracht werden, um einer Überalterung vorzubeugen. Dies kann sich auf die Inhaltsstoffe auswirken.

FALSCHER SAFRANREIS

2 Handvoll Blütenblätter abzupfen und in den gegarten Reis einrühren. Nimmt sich auch gut in Kombination mit Kirschtomaten aus.

MEHRJÄHRIGE KRÄUTER

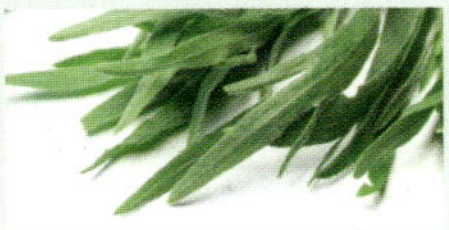

Estragon (Artemisia dracunculus)
wird besonders zur Herstellung von Gewürzessig und Senf verwendet. Er wirkt appetitanregend, menstruationsfördernd und harntreibend.

TIPP: Die deutsche und französische Art haben im Gegensatz zum russischen Estragon einen feinen, anisartigen Geschmack. Um beim Kauf sicherzugehen, sollte man eine Kostprobe nehmen.

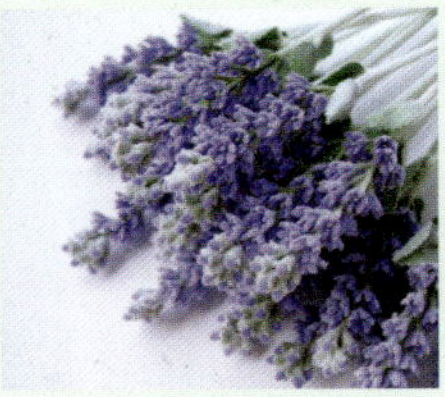

Lavendel (Lavandula officinalis)
ist eine wärmeliebende Mittelmeerpflanze, deren ätherisches Öl nicht nur Motten fernhält, sondern auch Konzentration und Kreislauf anregt. Er beruhigt angespannte Nerven und lindert Schlafstörungen. Das Öl fördert die Wundheilung bei kleineren Verletzungen und Verbrennungen.

TIPP: Als Raumspray sorgt Lavendel für eine angenehme Frische und desinfiziert die Raumluft. Einfacher ist es, zwei Tropfen ätherischen Öls auf das Filtervlies des Staubsaugers oder in das Wischwasser zu geben.

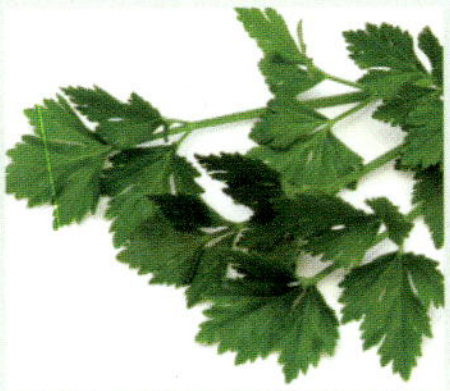

Liebstöckel (Levisticum officinale)
regt die Schweißbildung an, unterstützt die Verdauung und Harnbildung. Entschlackende Teekuren, besonders bei übergewichtigen Menschen, helfen mit, den erhöhten Eiweißgehalt im Blut zu senken. Wie bei der Petersilie ist auch der Gebrauch von „Maggikraut“ während der Schwangerschaft einzuschränken.

TIPP: Liebstöckel erinnert an den Geschmack von Maggi und kann als Ersatz von Brühwürfeln in Suppen, Aufläufen, Soßen und bei Reisgerichten von Beginn an mitgekocht werden. Es sollte allerdings sparsam verwendet werden, damit die Speisen ihren Eigengeschmack behalten. Getrocknetes „Maggikraut“ eignet sich sehr gut für Kräutersalz, vorausgesetzt, dass man den Geruch mag.

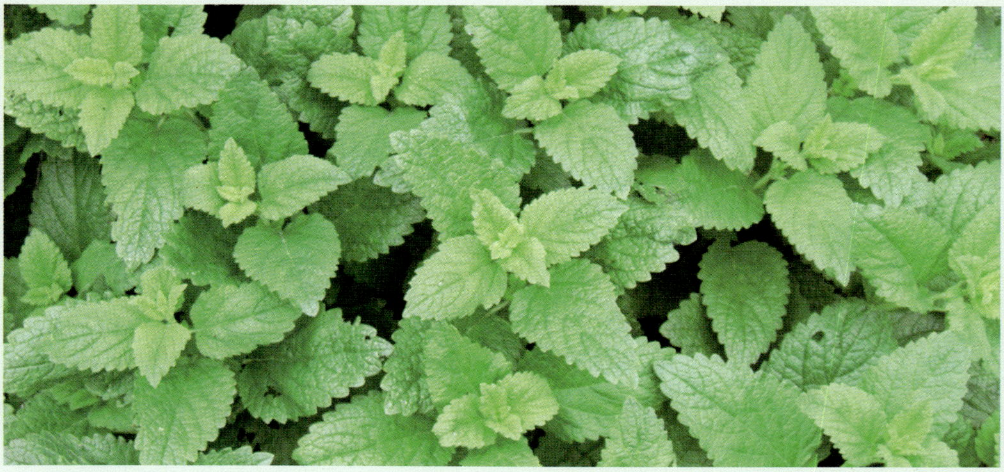

Melisse (Melissa officinalis)

Bei der Melisse unterscheiden wir mehrere Arten. Am häufigsten kommt die **Zitronenmelisse** vor. Sie löst Krämpfe und Blähungen und wird immer dann eingesetzt, wenn Beruhigung gewünscht ist. Sie hilft bei Regelschmerzen, fördert das Einschlafen und kann Herzrhythmusstörungen und Darmprobleme günstig abschwächen. Die Bitterstoffe regen die Gallenproduktion an und stärken die Leber. Melissenbäder beruhigen rheumatische Schmerzen. Die weiße Melisse unterscheidet sich im Aroma stark von der Zitronenmelisse. Ihre Blätter sind weich und samtig. Sie wird bei grippalen Infekten erfolgreich eingesetzt.

TIPP: Melissenblätter als Aufguss mit heißer Milch und 1 TL Honig ergibt eine sanfte Einschlafhilfe besonders auch bei Kindern.

Goldmelisse (Monarda didyma)

oder Indianernessel gehört zu den Monarden und wirkt fiebersenkend. Sie unterstützt durch ihre leichten Bitterstoffe auch die Verdauungstätigkeit. Zu Sirup verarbeitet, ist sie eine wahre Sinnenfreude für Augen und Gaumen.

TIPP: Goldmelisse kann in Kombination mit Rosenblättern, Kornblume, Malve, Ringelblume, Königskerze auch als Schmuckdroge Teemischungen ein schönes Aussehen verleihen.

Minze (Mentha)
ist heute in vielen verschiedenen Geschmacksrichtungen und mit wohlklingenden Namen wie Orangen-, Apfel-, Erdbeer- oder Schokoladenminze erhältlich. Die heilkräftigste davon ist die **Pfefferminze** (mentha piperita). Ihre hervorragende Wirkung bei Übelkeit, Blähungen und Appetitlosigkeit, aber auch als Desinfektionsmittel, bei Kopfschmerzen und zur Verwendung in der Küche macht sie zu einem wertvollen Kraut, das in keinem Garten fehlen sollte. Minzen bilden Wurzelausläufer, die sich schnell verbreiten.

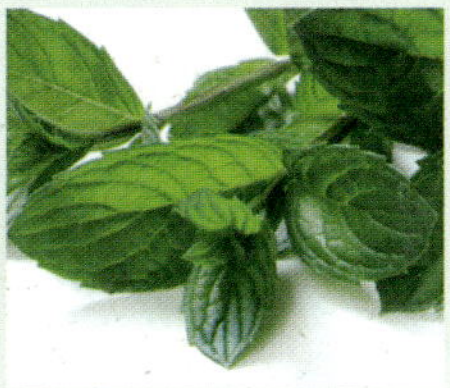

TIPP: Aus einem größeren Plastiktopf den Boden herausschneiden und in der Erde eingraben. Dadurch entsteht eine eindämmende Barriere. Minzen sollten alle zwei Jahre umgepflanzt werden, zum einen, weil sich sonst der Mentholgehalt reduziert, zum anderen, weil die verschiedenen Minzenarten in die Ursprungsform zurückmutieren.

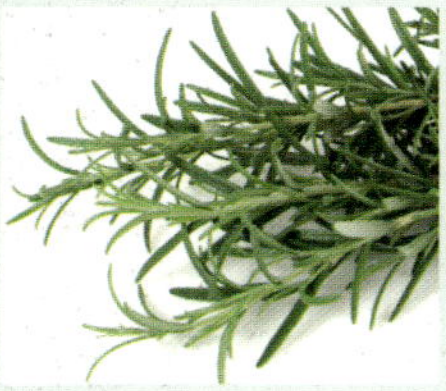

Rosmarin (Rosmarinus officinalis)
hat leberstärkende und vor allem kreislaufanregende Eigenschaften. Seine Bitterstoffe sorgen zudem für eine gute Verdauung. Rosmarin wird bei niedrigem Blutdruck und bei ungenügender Menstruation eingesetzt. Der Tee kann die Gedächtnisleistung unterstützen und Verspannungen lösen. Rosmarin wird auch für kosmetische und desinfizierende Zwecke verwendet.

TIPP: Rosmarinstecklinge lassen sich im Sommer an einem schattigen Ort leicht bewurzeln. Sobald die Triebspitzen treiben, werden die Pflänzchen einzeln in Töpfchen umgesetzt. Sie sollten an einer geschützten Stelle im Freien oder in einem kühlen, hellen Zimmer überwintern und regelmäßig gegossen werden.

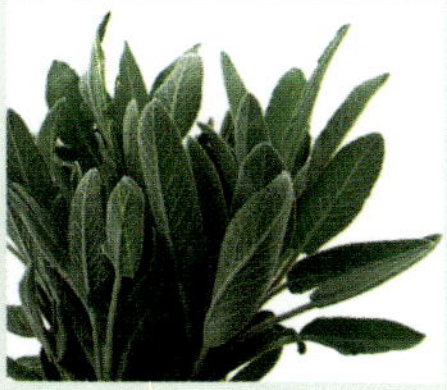

Salbei (Salvia officinalis)
besitzt nicht nur in der Volksmedizin einen hohen Stellenwert. Auch in der Schulmedizin wird Salbeitee als Gurgelmittel bei Halsschmerzen empfohlen. Seine Gerbstoffe bewirken die Abheilung entzündeter Schleimhäute in Hals und Magen, festigen das Zahnfleisch und reduzieren übermäßige Schweißbildung. Zum Abstillen, bei Durchfall und gegen Nervosität kommt er ebenfalls zur Anwendung.

TIPP: Mittlerweile gibt es viele verschiedene Salbeiarten wie Fruchtsalbei, Mandarinensalbei, Mondscheinsalbei, Pfeffersalbei, peruanischen Salbei usw. zu kaufen. Natürlich können diese Arten in Teemischungen sparsam verwendet werden, in der Heilwirkung können sie aber mit dem herkömmlichen Salbei nicht konkurrieren. Dafür bestechen sie durch ihre kontinuierliche Blütenpracht und ihre mannigfaltigen Düfte.

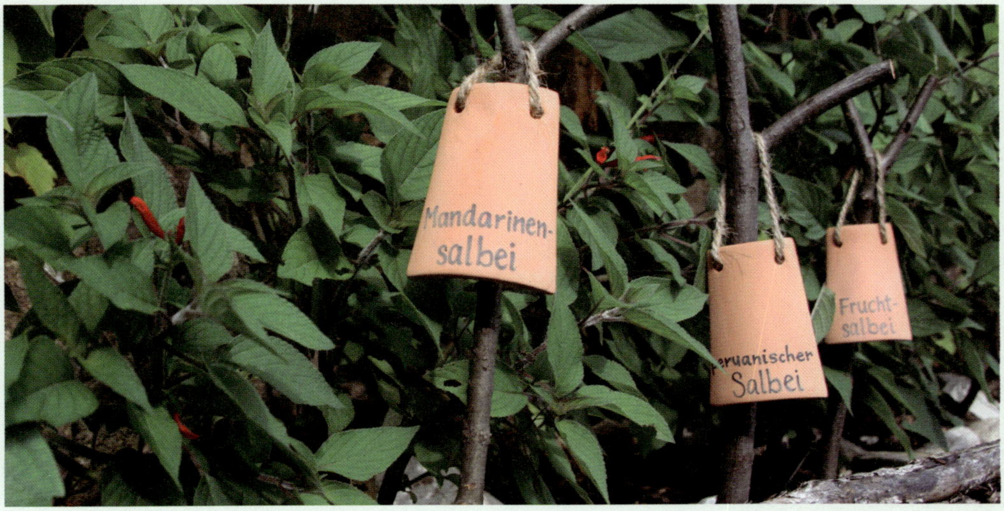

Thymian (Thymus vulgaris)
wird in der Vollblüte geerntet. Er wird bei Lungen- und Bronchienleiden sowie bei Magen-Darmerkrankungen eingesetzt. Er eignet sich in Form von Tee und Salbe als gutes Hausmittel. Kinder profitieren von ihm, weil er bei krampfartigem Husten und Keuchhusten das Abhusten erleichtert und die Abwehrkräfte mobilisiert. Das Thymianöl unterstützt die Wirkung eines ansteigenden Fußbades gegen grippale Infekte. Thymianbäder lindern zudem rheumatische Beschwerden und regen die Durchblutung an. Übertriebener Einsatz von Thymian kann zu einer Überfunktion der Schilddrüse führen.

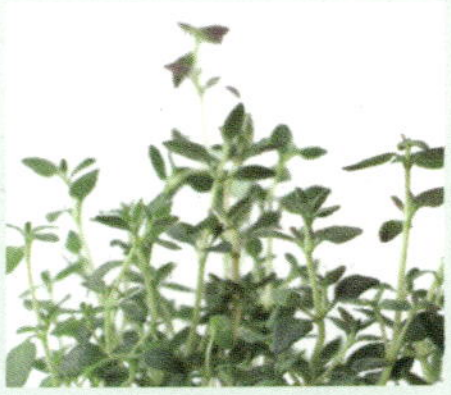

TIPP: Ein Säckchen mit Thymian, Estragon, Minze, Rosmarin und Eberraute sorgt für Wohlgeruch im Kleiderschrank und hält Motten fern.

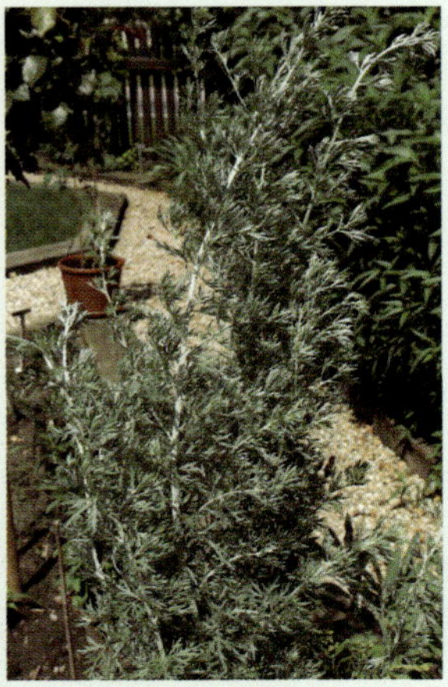

Wermut (Artemisia absinthium)
ist sowohl als Garten- als auch als Wildpflanze stark verbreitet. Er ist das klassische Bitterkraut, das, sparsam dosiert, fetten Speisen als Würze beigegeben wird, die Magensäfte anregt und Völlegefühl entgegenwirkt. Für galleschwache Menschen ist eine Tasse Wermuttee ein wahrer Segen. Auch in der Rekonvaleszenz hilft er mit, schnell wieder zu Kräften zu kommen. Ein Wermutkissen unter dem Kopfpolster sorgt für gesunden Schlaf. Das zerriebene Pulver der Pflanze kann gegen Menstruationsschmerzen und gegen Spulwürmer eingenommen werden. In der Schwangerschaft ist diese Pflanze tabu, ebenso während der Stillzeit, weil sie den Geschmack der Milch negativ beeinflusst.

TIPP: Der mildere Bruder des Wermuts ist der Beifuß, den man zu Hauf am Wegesrand findet. Beifuß ist das klassische Gewürz für den fetten Schweinebraten. Wenn die Blütenrispen reif sind, können sie abgestreift und als verdauungsfördernde Würze eingesetzt werden. Es ist sinnvoll, sie sparsam auch unter das Kräutersalz zu mischen.

Ysop (Hyssopus officinalis)
hat wie viele der Gartenkräuter magenstärkende und appetitanregende Eigenschaften. Er wird auch als schleimlösendes Hustenmittel und als mildes Diuretikum (Entwässerungsmittel) gebraucht. Sparsam dosiert, kann er Bohnen-, Fleisch- und Fischgerichte, Kräuterquark, Suppen und Eintöpfe pikant verändern. Dazu werden die Triebspitzen des blau blühenden Krautes verwendet.

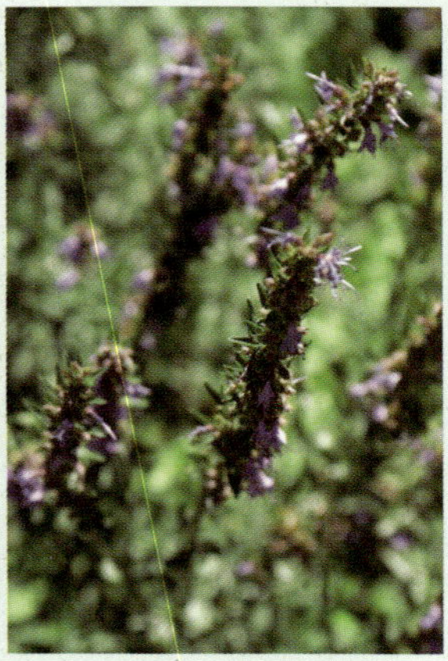

TIPP: Die Blüten sind eine sehr gute Bienenweide. Als winterharte Steingartenpflanze ist sie das pflegeleichte besondere Etwas.

Die wichtigsten Wildkräuter im Jahreskreis

Frühling

HUFLATTICH (Tussilago farfara)

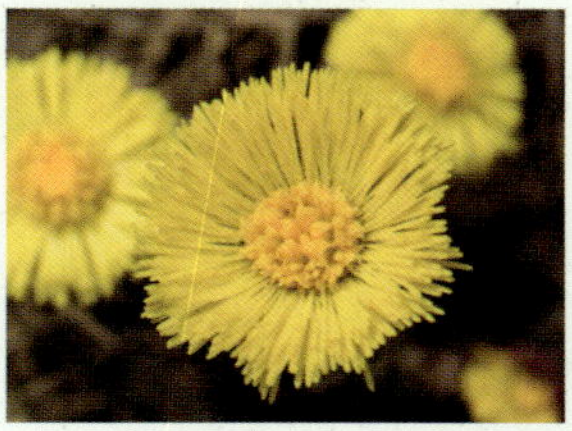

Schon die Naturärzte des Altertums bis hin zu Pfarrer Kneipp waren sich der großen Wirkung dieses kleinen Blümchens bewusst. Bereits im Vorfrühling begegnen uns auf Schritt und Tritt die knallgelben Blütenköpfchen, die an Löwenzahn erinnern. „Filius ante patrem" – dieser alte Übername deutet bereits auf den Umstand hin, dass die Blätter erst nach der Blüte erscheinen („Der Sohn vor dem Vater"). Wir wollen uns zu entsprechender Zeit beides zunutze machen. Leider ist die Pflanze, gemeinsam mit Beinwell, letzthin wegen ihrer Pyrrolizidin-Alkoloide in Verruf geraten, da sie unter Verdacht stehen, Leberkrebs zu erzeugen. Allerdings ist bei normalem Teegenuss kein Problem zu befürchten.

Heilwirkung: Huflattichblüten und -blätter wirken entzündungshemmend und schleimlösend bei krampfartigem Husten, Bronchitis und Lungenemphysem. Die Droge kann auch mit anderen hustenstillenden Wildkräutern gemischt und mit Honig gesüßt werden: Veilchen, Gänseblümchen, Schlüsselblume, Malve, Spitzwegerich, Königskerze, Lungenkraut, Quendel. Pfarrer Kneipp empfahl die Blätter weiters als Auflage bei hitzigen Geschwüren.

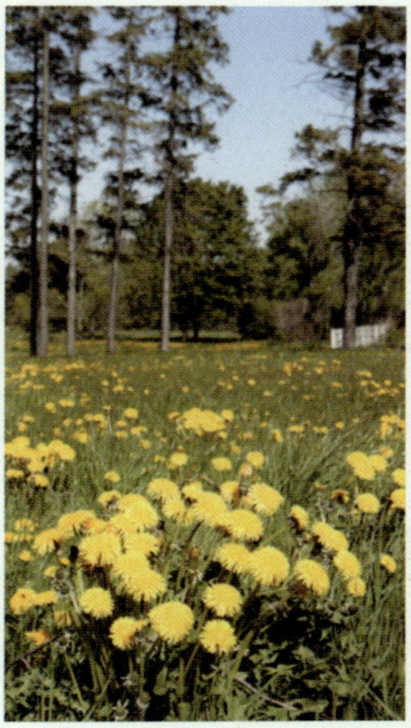

LÖWENZAHN (Taraxacum officinalis)

Einer alten Überlieferung zufolge blieben diejenigen das ganze Jahr über gesund, die als Erste drei Blütenknospen fanden und schluckten. Einen Versuch ist es wert!

Heilwirkung: Laut Signaturlehre, nach der pflanzliche und tierische Heilmittel bereits durch ihr Aussehen darauf hindeuten, wofür sie zuständig sind, kann der Löwenzahn als klassisches Leber- und Gallekraut gelten. Die Bitterstoffe sorgen für eine problemlose Verdauung, die Mineralsalze, Vitamine und Enzyme stärken den gesamten Organismus. Eine Frühjahrskur regt den

Stoffwechsel an, beseitigt Schlacken und Übersäuerung und festigt das Bindegewebe.

Löwenzahn kann als leckerer Salat, als Frischpflanzensaft oder als Teeaufguss aus Blüten, Blättern und Wurzeln genossen werden. Wurzeltee wirkt besonders stark diuretisch und beugt dadurch der Bildung von Nieren- und Gallensteinen vor.

LÖWENZAHNHONIG

4 Handvoll frische Löwenzahnblüten werden in 1 l kaltem Wasser langsam zum Kochen gebracht, dann zugedeckt 12 Stunden ruhen gelassen. Daraufhin seiht man die Blüten ab und drückt sie gut aus. In die Flüssigkeit 1 kg Zucker einrühren und auf kleinster Flamme eindicken lassen. Der Honig sollte wegen der Haltbarkeit nicht zu dünnflüssig sein, aber auch nicht zu dick, weil der Zucker sonst gerne verbrennt. Heiß in Gläser füllen und verschließen. Bei Husten eventuell mit etwas geriebenem Meerrettich oder Ingwer mischen.

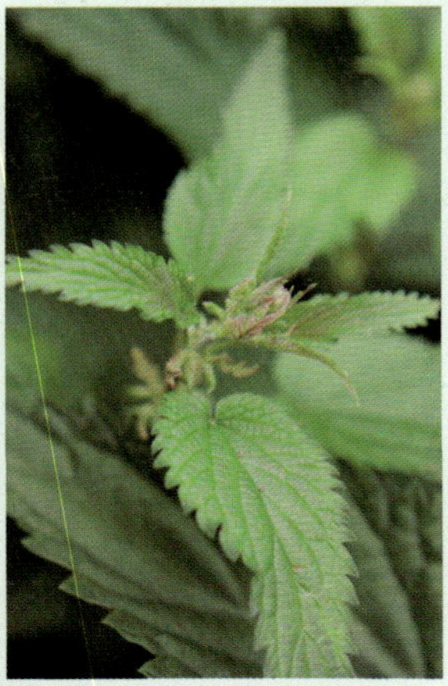

BRENNNESSEL (Urtica dioica)

Griechen und Römer wussten bereits um die außerordentlichen Kräfte, die in dieser Pflanze stecken. Die Signaturlehre sah in den Brennhaaren eine Heilanzeige bei Haarproblemen. Im Volksglauben gedachte man der Brennnessel eine besondere Kraft zu, die vor Hexen und bösen Mächten schützen sollte.

Heilwirkung: Das Brennnesselrutenschlagen gegen rheumatische Schmerzen und kalte Füße ist zwar nicht jedermanns Sache, wegen seiner durchblutungsfördernden Wirkung aber durchaus akzeptabel. Brennnesseln besitzen viel Vitamin A und Vitamin C sowie Kalium, Kalzium und Eisen. Somit dienen sie der Blutreinigung gleichermaßen wie der Stärkung der körpereigenen Abwehr. Die entwässernden Eigenschaften können zur Stärkung der Nieren bzw. bei Blasenentzündungen und Gicht genutzt werden. Brennnesselsamen sind kleine Kraftpakete, die besonders schwächliche Menschen nutzen sollten.

TIPP: Ob in Spätzle, Knödel, Pfannkuchen, Suppen, Maultaschen usw. als leckeres Wildgemüse verarbeitet oder als biologischer Dünger bzw. zur Insektenabwehr aufbereitet, ist dieses wertvolle Kraut viel zu schade, um nur ab und zu beachtet zu werden. Am besten, es hat einen eigenen Platz im Garten, damit es immer griffbereit ist.

Sommer

ACKERSCHACHTELHALM (Equisetum arvense)

Sebastian Kneipp konnte sich während seines Lungenleidens und dem damit verbundenen Erbrechen von Blut selbst von der blutstillenden Wirkung dieses Krautes überzeugen. Den Namen Zinnkraut verdankt es der Kieselsäure, welche wie ein Scheuerlappen beim Reinigen von Zinngeschirr wirkte. Schachtelhalme sind Relikte aus einer Zeit, in der noch Saurier durch die Wälder streiften. Diuskurides, Militärarzt unter Kaiser Nero, bezeichnete den Ackerschachtelhalm als blut- und hustenstillenden sowie harntreibenden Pferdeschwanz.

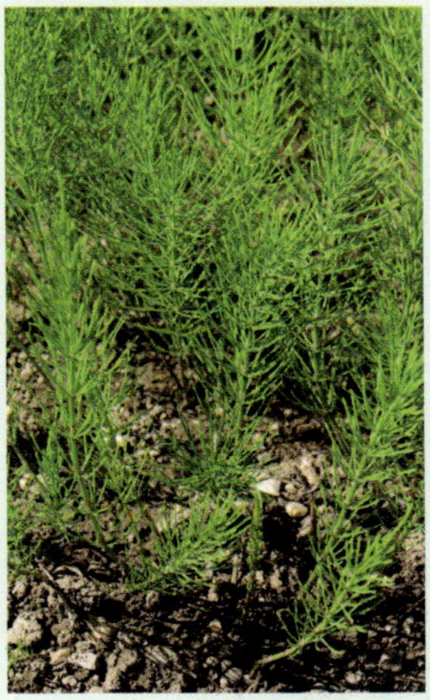

Heilwirkung: In der Signatur erinnert der Schachtelhalm an das menschliche Skelett und gerade dieses wird von der Kieselsäure aufgebaut und gestärkt. Der Schachtelhalm festigt Knochen, Sehnen, Knorpel, Bindegewebe, Haare, Zähne und Nägel. Seine entwässernden Eigenschaften sind bei Nieren- und Blasenleiden und zur Blutreinigung geschätzt. Eine Blasenentzündung kann zumeist erfolgreich mit dem Dampfsitzbad von Zinnkrauttee geheilt werden. Bandscheiben- und Ischiasleiden erfahren Linderung durch die Auflage eines warmen Zinnkrautsackes.

ZINNKRAUTWEIN ALS ANTI-ZELLULITE-KUR

5 Zweige Zinnkraut in 1/2 l Weißwein aufkochen und 3 Tage stehen lassen. Abseihen und ein kleines Gläschen nach jedem Mittagessen einnehmen.

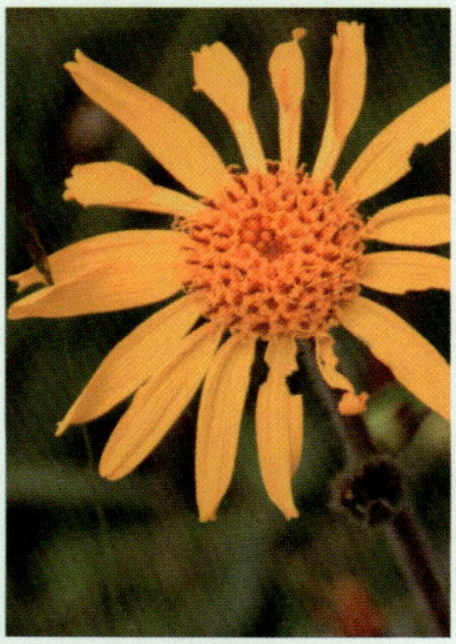

ARNIKA (Arnica montana)

Während diese wohlriechende Blume in den Schriften der Antike nicht erwähnt wird, besitzt sie in der Volksmedizin einen sehr hohen Stellenwert und gilt als eines der wichtigsten Hausmittel überhaupt. *„Die Tinktur von Arnika halte ich für das erste Heilmittel bei Verwundungen und kann es deshalb nicht genug empfehlen"*, pries Pfarrer Kneipp seine einmalige Wirkung. Doch nicht genug damit: Die Pflanze kam auch als abweisendes Mittel gegen Gewitter sowie gegen Korndämonen zum Einsatz. Selbst Goethe vertraute auf Arnikatee gegen seine Herzenge.

Heilwirkung: Heute wird Arnikatinktur oder -salbe als Einreibungsmittel bei Rheuma, Muskelkater, Blutergüssen, Quetschungen und Verstauchungen bzw. gegen Venenleiden und schweren Beinen verwendet und ist auch als Kompresse oder Umschlag anwendbar. Die Tinktur sollte man 1:3 mit Wasser verdünnen, um Hautreizungen zu vermeiden. Innerlich ist sie ein probates Gurgelmittel bei Infektionen im Hals- und Rachenbereich. Zur innerlichen Einnahme von Tee oder Tinktur gegen Herzmuskelschwäche, Kreislaufstörungen und nach Schlaganfall wird heute nur in kleiner Dosierung angeraten und besser auf homöopathische Produkte zurückgegriffen.

TIPP: Arnika gehört zu den streng geschützten Pflanzen. Das Sammeln in der Natur ist nicht erlaubt. Als Alternative bietet sich die amerikanische Wiesenarnika (Arnica chamissonis) an, welche als Steingartenpflanze auf leicht saurem Boden auch zu Hause gezogen werden kann.

JOHANNISKRAUT (Hypericum perforatum)

Viele verschiedene Namen trägt dieses allseits bekannte und beliebte Heilkraut: Johannisblut, Teufelsflucht, Hartheu, Blut Christi ..., um nur einige davon zu nennen. Sie zeugen von den verschiedenen Eigenschaften, die dem Johanniskraut zugesprochen wurden. Da das Johanniskraut einen starken Bezug zur Sonne und zum längsten Tag im Jahr hat, sollte man es wohl auch rund um Johanni ernten. Sowohl Rotöl als auch getrocknetes Kraut gehören zu einem fixen Bestandteil der Kräuterapotheke.

Heilwirkung: Als Psychopharmaka der Natur wird Johanniskraut erfolgreich zur Behandlung von Stimmungstiefs, gegen Schlafstörungen sowie Wechseljahrbeschwerden eingesetzt. Dafür bedarf es einer länger währenden Kur (4 bis 6 Wochen). Doch ist es auch fixer Bestandteil in Teemischungen zur Behandlung innerer und äußerer Entzündungen und Reizungen. Einreibungen mit Rotöl helfen bei Sonnenbrand, Verstauchung, Muskelschmerzen, Gürtelrose und Hexenschuss.

Die innerliche und äußerliche Anwendung von Johanniskraut macht photosensibel (lichtempfindlich). Deshalb ist ein entsprechender Sonnenschutz ratsam. In letzter Zeit wurden auch Stimmen laut, dass Johanniskrautpräparate die Aufnahme anderer Medikamente verlangsamen. Deshalb ist deren zusätzliche Anwendung auf jeden Fall ärztlich abzuklären.

TIPP: Da das Johanniskraut eine sehr lange Blühphase hat und jeden Tag neue Blüten hervorbringt, ist es ratsam, sich diese unkomplizierte Pflanze in den Garten zu holen. Sie bevorzugt einen kargen Boden und sollte erst nach der Samenreife zurückgeschnitten werden, damit sie sich durch die neue Aussaat ungestört vermehren kann.

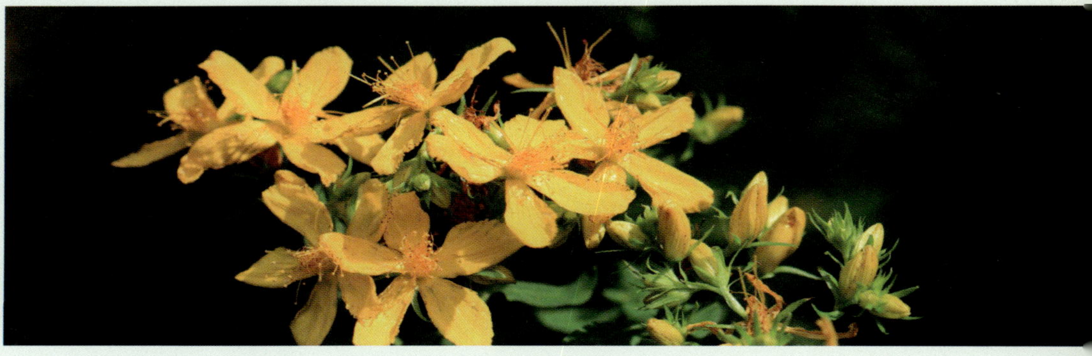

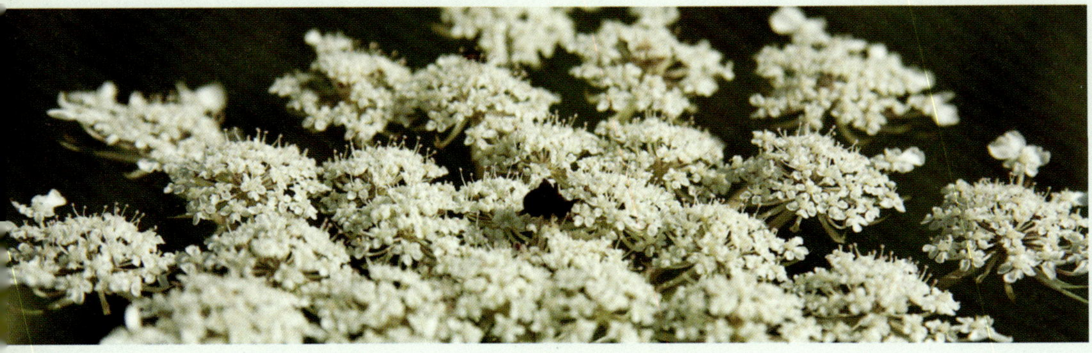

SCHAFGARBE (Achillea millefolium)

Weil gerade Schafe mit Vorliebe von diesem Kraut fraßen, wenn sie sich nicht wohlfühlten, kam dieses Kraut zu seinem deutschen Namen. Achilles hingegen, der Held aus der griechischen Mythologie, heilte mit der Schafgarbe die blutenden Wunden seiner Freunde.

Heilwirkung: Von jeher galt die Schafgarbe als Kraut der Krieger, die es als Wundpflaster oder als blutstillendes Mittel gebrauchten. Nasenbluten kann mit einem in Tee getauchten Wattebausch gestoppt werden. Die blutreinigende Wirkung der Schafgarbe hilft gegen rheumatische Erkrankungen und Gicht. Pfarrer Kneipp bediente sich in erster Linie ihrer Funktion als leberstärkendes und verdauungsförderndes Mittel, besonders auch in Form von Leberwickeln, die in Schafgarbentee getränkt wurden. In der Frauenmedizin hat das Kraut ebenfalls seinen festen Platz. Sitzbäder mit dem pflanzlichen Aufguss lindern schmerzhafte Krämpfe, der Tee wird zur Regulierung der Monatsblutung und zur Gefäßstärkung während der Schwangerschaft verabreicht.

TIPP: Bei einer bevorstehenden Operation sollte zwei Wochen vorher mit einer Schafgarben-Teekur begonnen werden. Dosis: 3 Tassen täglich. Sie kann unangenehmen Nachblutungen entgegenwirken und den gesamten Heilungsprozess günstig beeinflussen.

Herbst

HEUBLUMEN

gehören zu den bekanntesten Kneippschen Heilmitteln. Man versteht darunter die getrockneten Blüten und Früchte von Gräsern, dessen Hauptwirkstoff, das Kumarin, über die Haut aufgenommen wird und für Entgiftung sorgt.

Heilwirkung: Kneipp verwendete die Heublumen besonders bei krampfartigen Schmerzen, bei Rheuma, Gicht und erfrorenen Gliedern. Wer einmal die wohltuende Wirkung eines dampfenden Heublumenkissens bei Rückenschmerzen erlebt hat, wird die Heublume wohl immer in seiner Hausapotheke vorrätig haben. Durch seine durchblutungsfördernde, stoffwechselanregende und entgiftende Wirkung kann so mancher verkrampften Muskulatur geholfen werden. Das Bindegewebe an den Beinen wird durch eine in Heublumensud getauchte Kompresse günstig aktiviert.

HEUBLUMENBAD

2 große Handvoll Heublumen in 2 l Wasser zum Sieden bringen, vom Herd nehmen und weitere 15 Minuten zugedeckt ziehen lassen. Abseihen und ins Badewasser schütten. Das Bad sollte ungefähr 15 Minuten dauern, die Wassertemperatur 39° C nicht überschreiten. Anschließend muss unbedingt eine Bettruhe eingehalten werden. Auf diese Art können auch Teil- und Sitzbäder durchgeführt werden. Besonders hilfreich ist ein Heublumenbad bei Erschöpfung und gegen Stress.

HEUBLUMENHEMD

Ein Wickeltuch wird in den Absud eingetaucht, leicht ausgewrungen und straff um den Körper gewickelt. Der Wickeltechnik entsprechend wird darüber ein weiteres trockenes Tuch und ein Wolltuch angelegt. Einwirkzeit: 1/2 Stunde. Danach muss unbedingt weitergeruht werden.

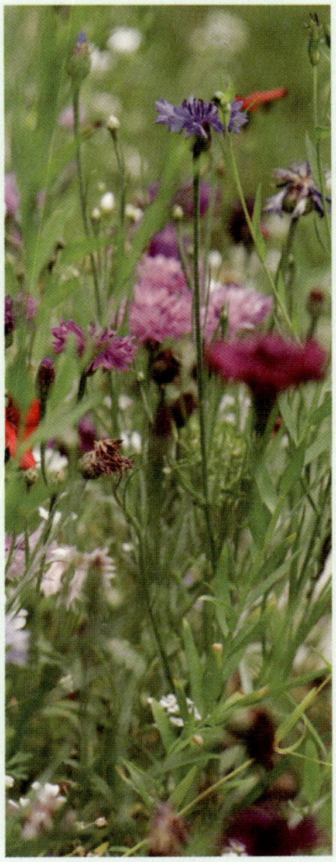

HEUCREMESUPPE

1 l Gemüsebrühe, 1 Karotte, 1/2 Stangensellerie, 1 Zwiebel, 1 Lauchstange, 1 Handvoll Bergheu, 1 Eigelb, 200 ml Sahne, Salz, Pfeffer

Das Gemüse grob würfeln und in heißer Butter andünsten. Mit Brühe aufgießen und 20 Minuten köcheln lassen. Vom Herd nehmen, Heu in ein Küchentuch wickeln und max. 5 Minuten in die Brühe tauchen, da ansonsten die Bitterstoffe frei werden. Das Heu entfernen und die Suppe pürieren. Eigelb und Sahne einrühren und nicht mehr aufkochen! Mit Salz und Pfeffer würzen und mit Heublumen (Margeriten, Löwenzahn, Rotklee, Frauenmantel, Wiesensalbei, Labkraut ...) verzieren.

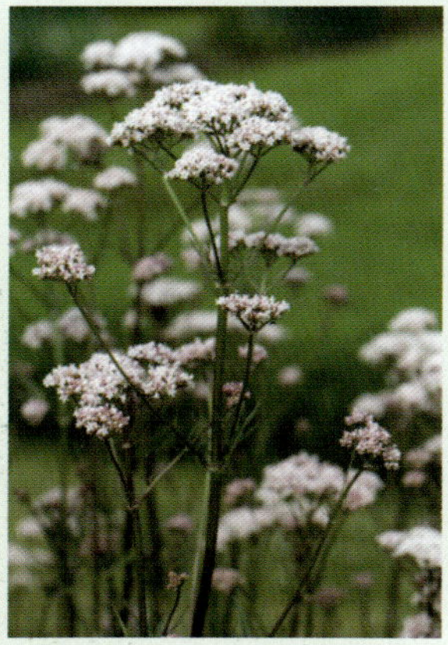

BALDRIAN (Valeriana officinalis)

Die Wurzel diente unseren Vorfahren häufig als Amulett, das gegen böse Geister schützen sollte. Nervöse und unruhige Menschen galten nämlich als dämonisch Besessene. Auch Neugeborene badete man in Baldriantee und erhoffte sich somit Schutz für sie. Dieser bezog sich auf Krankheiten, böse Mächte und vor allem auf böse Mitmenschen. Baldrian galt auch als Pestkraut.

Heilwirkung: Pfarrer Kneipp schrieb ihm beruhigende Eigenschaften zu, die vor allem bei nervös bedingten Zuständen und bei Schmerzen und Krämpfen zum Einsatz kamen.

Die Indikation liegt auch heute im Bereich des gestörten Nervensystems. Bei Schlafstörungen, bei Wechseljahrleiden, bei nervös bedingten Magenleiden, Ängsten, Herzrhythmusstörungen und Kopfschmerzen werden sowohl der Tee als auch die Tinktur eingesetzt.

BALDRIANTEE

Der Tee (2 TL auf 1/4 l Wasser) wird am besten kalt angesetzt. Die im zeitigen Frühjahr oder im späten Herbst geerntete Wurzel muss über Nacht ziehen. Tags darauf wird der Tee leicht erwärmt und abgeseiht. Die Tagesdosis beläuft sich auf 2 Tassen.

BALDRIANTINKTUR

Die Tinktur kann ebenfalls selbst hergestellt werden. Man füllt ein Schraubglas bis zur oberen Hälfte mit Wurzelstücken und gießt 45-prozentigen Alkohol darüber. Das Glas täglich schütteln und 4 Wochen an einem warmen Ort ausziehen lassen. Abseihen und an einem dunklen Ort aufbewahren.

TIPP: Ein wirksames Schlafkissen lässt sich aus Baldrianwurzeln, Hopfenzapfen, Kamille, Melisse, Lavendel und Anis oder Fenchel zubereiten. Diese Kräuter eignen sich auch für Teemischungen und können die Wirkung untereinander sogar noch verstärken.

Winter

DIE MISTEL (Viscum album)

Auch Hexenbesen oder Donnerkraut genannt. Sie wächst als Halbschmarotzer auf bestimmten Laub- und Nadelbäumen.

Heilwirkung: Zusammen mit Weißdorn und Knoblauch wird sie häufig als Mittel gegen Beschwerden bei Arteriosklerose, Kopfdruck, Schwindel und Unterstützung bei Bluthochdruck verwendet.

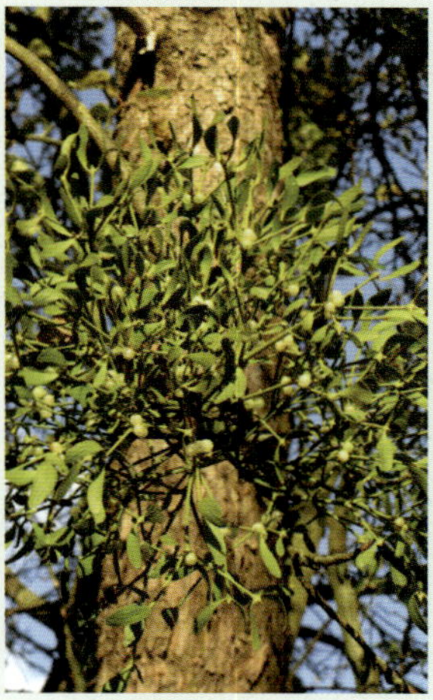

TIPP: Verwendet wird ein Kaltauszug der Mistel: 2 TL pro Tasse Wasser und dann 10 bis 12 Stunden stehen lassen. Getrunken werden 2 bis 3 Tassen am Tag.

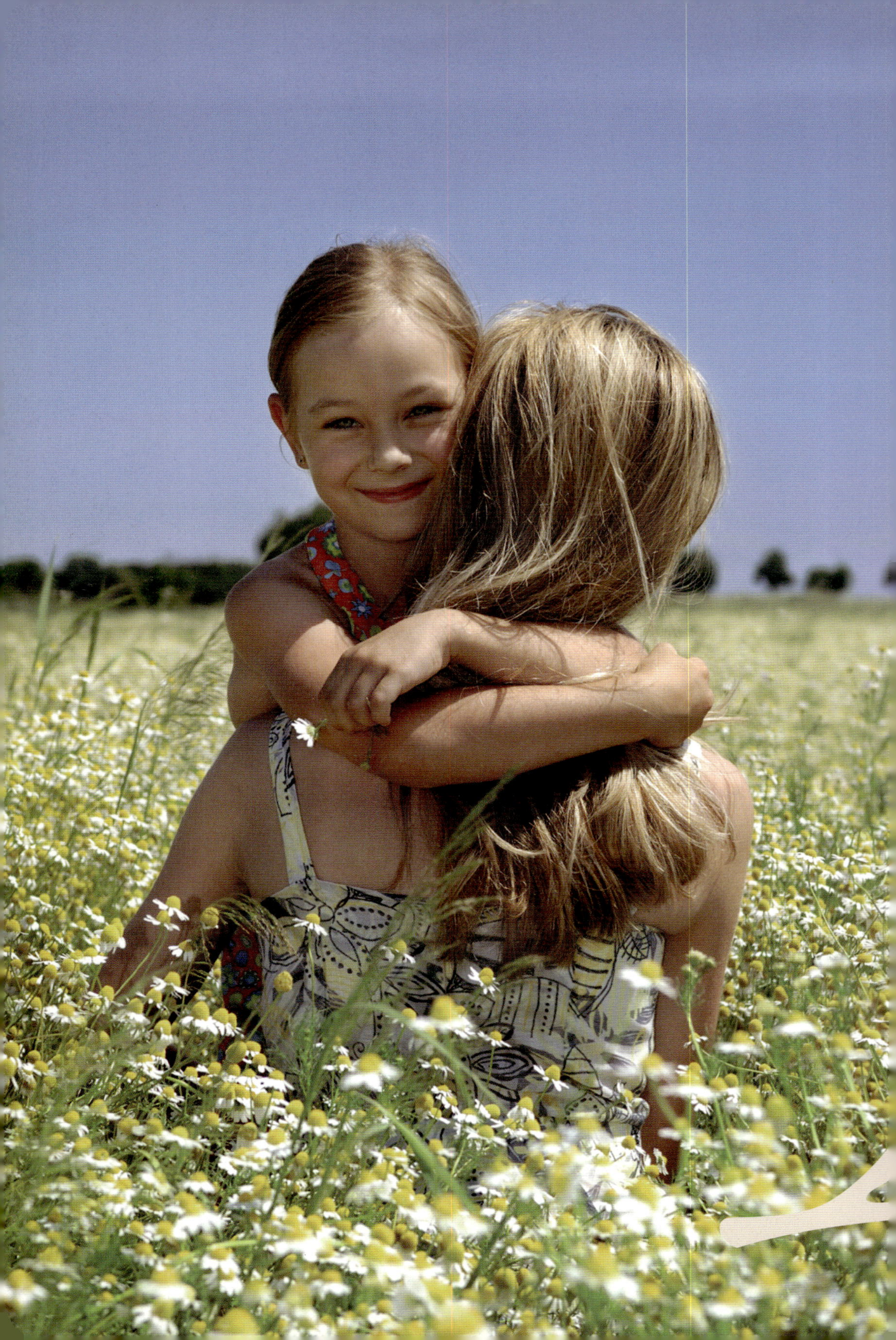

Lebens-
ordnung

Inneren Einklang finden

„Ich konnte den meisten kranken Menschen erst helfen, als ich Ordnung in ihre Seelen brachte.“ (Sebastian Kneipp)

Sebastian Kneipp wusste um die Wichtigkeit der Ordnung im Seelenleben der Menschen. Nur wenn ein Mensch bereit ist, sich in die vorgegebene Ordnung des Kosmos und der Naturgesetze einzuordnen, kann auch eine Kur wirksam werden.

Zufriedenheit und Glück im eigenen Leben zu finden, danach sehnen wir uns alle. Wie das gelingt, mit wem und in welcher Form, mit welchen Methoden und in welcher Zeit, das ist individuell ganz unterschiedlich. Es gibt keine allgemeingültige Regel für eine gelungene Lebensordnung, aber es gibt Faktoren, die sie erleichtern oder erschweren.

Die Lebensordnung legt sich fächerübergreifend auf alle Bereiche des Seins und steht in engem Kontakt zum sozialen, psychologischen, ökologischen und spirituellen Leben.

Lebensordnung bedeutet:

- ➔ eine gesundheitsorientierte Lebensgestaltung
- ➔ Glauben an Gott
- ➔ Aufbau und Pflege sozialer Kontakte
- ➔ Vermeiden von andauernden psychischen und physischen Überforderungen
- ➔ konstruktive Bewältigung von Konfliktsituationen
- ➔ Berücksichtigung biologischer Rhythmen
- ➔ ausgleichende und sinnvolle Freizeitgestaltung

So kann Lebensordnung gelingen

Verantwortung für die eigene Gesundheit übernehmen

Regelmäßige **Bewegung**, eine vollwertige **Ernährung** und wiederholte **Entspannung** gehören zu einem gesunden Lebensstil mit dem Ziel, Körper, Geist und Seele in harmonischen Einklang zu bringen. Das gilt für alle Generationen.

Es zählt weniger das, was geredet und gepredigt wird, sondern hauptsächlich das, was getan wird. Schon Goethe wusste es treffend zu formulieren:

„Es ist nicht genug zu wissen, man muss es auch anwenden.
Es ist nicht genug zu wollen, man muss es auch tun.“

Im Glauben Halt finden

An etwas bedingungslos zu glauben, kann in bestimmten Lebensphasen und Situationen eine wahre Stütze sein, uns Halt geben und mit Mut, Hoffnung und Zuversicht erfüllen. Einen tiefen Glauben bekommt man jedoch nicht geschenkt, sondern er muss tagtäglich neu erarbeitet werden. Er basiert auf die gute und bejahende Macht im Leben, die wir Gott nennen. Glaube hilft, mit Körper, Leib und Seele im Einklang zu stehen oder auch daran zu gesunden. Die **Kraft**, die wir durch ihn erhalten, lehrt uns, trotz Zweifel den nächsten Schritt zu tun und unser Herz über unseren Verstand zu stellen. Die Existenz Gottes kann nicht bewiesen werden, aber wir spüren sie in den positiven Gefühlen der Liebe. Dieses Urvertrauen, das uns durch das Leben trägt, gibt uns die Sicherheit und Geborgenheit und die Erkenntnis, dass wir niemals verloren sind.

Verhaltensregeln anerkennen

Damit Gemeinschaft gelingen kann, braucht es für das harmonische Zusammenleben soziale Verhaltensregeln. Sie dienen bei Entscheidungen als **Orientierungshilfe** und tragen dazu bei, Missverständnisse und Konfliktsituationen einzudämmen oder erst gar nicht entstehen zu lassen. Regeln strukturieren den Alltag und verdeutlichen gleichzeitig, dass nicht nur eigene Bedürfnisse, sondern auch jene der Mitmenschen respektiert werden müssen. Gesetze dienen dazu, der Grenzen- und Maßlosigkeit Einhalt zu gebieten und den persönlichen Eigennutz nicht über das Wohl der Gemeinschaft zu stellen.

Soziale Kontakte pflegen

Der Mensch ist Teil eines sozialen Systems und Umfeldes. Jeder Einzelne muss versuchen, den eigenen Platz darin zu erkennen und diesen mit den eigenen Fähigkeiten und Begabungen mitzugestalten.

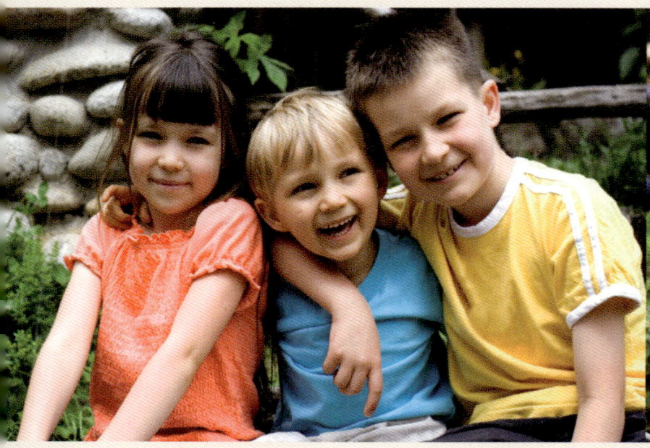

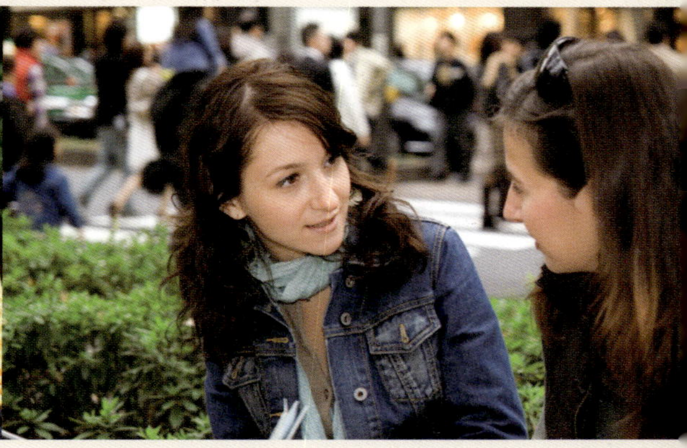

Die Integration in die Gemeinschaft ist enorm wichtig und zeichnet sich aus durch **Respekt** und **Verantwortung** den Mitmenschen gegenüber. Das schafft Sicherheit, Zufriedenheit und Vertrauen. Es öffnet Horizonte, um neue Sichtweisen kennenzulernen. Darin liegt auch die Chance, sich immer wieder auf Neues einzulassen, von anderen zu lernen und nicht nur an sich selbst zu denken.

Ein offenes Herz und eine offene Hand tragen Früchte, von denen wir selbst wieder satt werden können. Sich ehrlich mit anderen zu freuen, andere zu loben, mit ihnen teilen, einander verzeihen, versöhnen und sich gegenseitig helfen, geben dem Leben Sinn, schenken Zufriedenheit und machen glücklich.

Gute Gespräche führen

Oft kommt es zu Missverständnissen, weil wir uns falsch ausdrücken oder gar nicht miteinander reden. Eine offene und **konstruktive Kommunikation** ist das Um und Auf im Zusammenleben mit anderen Menschen. Die Schwierigkeit iiegt manchmal darin, dass wir nicht auf derselben Ebene miteinander reden. Während eine Person von Sachinhalten spricht, ist die andere beleidigt oder hört einen versteckten Appell. Eine Hilfe, gute Kommunikation zu pflegen, ist das Vier-Ohren-Modell des Hamburger Psychologen Friedemann Schulz von Thun (www.schulz-von-thun.de).

Rituale und Bräuche bewusst zelebrieren

Bräuche und Rituale schenken Heimat und Wurzeln. Daraus können sich Gefühle wie **Zusammengehörigkeit** und **Geborgenheit** entwickeln und Herz und Seele bereichern.

Feste im Jahreslauf erhalten durch die verschiedenen Bräuche und Rituale einen ganz besonderen Stellenwert. Durch sie fühlen wir uns einem bestimmten Kulturkreis zugeordnet. Sie sind es auch, die unseren Alltag auflockern und ihm Farbe verleihen. Bräuche begleiten uns von der Geburt bis zum Tod und legen Zeugnis vom Kreislauf des Lebens ab. Sie verbinden kleine und große Gemeinschaften nicht nur in guten, sondern auch in schlechten Tagen. So vermögen sie nicht nur Freude zu spenden, sondern können auch im Schmerz Trost schenken, den Zusammenhalt fördern und Einsamkeit lindern.

Aufgaben statt aufgeben

Unser ganzes Leben verlangt nach **sinnvollen Aufgaben** und bestimmten Zielen. Diese ändern sich ständig und hängen von verschiedensten persönlichen, gesellschaftlichen und beruflichen Faktoren ab. Aktivität als Eigenschaft für ein sinnvolles Leben umfasst sowohl den körperlichen als auch den geistigen Bereich. Mit dem Eintritt in eine neue Lebensphase oder in den Ruhestand fühlen sich viele Menschen plötzlich nutzlos. Auch gesundheitliche Probleme können Einschränkungen mit sich bringen. Daraus entwickelt sich manchmal eine Sinn- und Orientierungslosigkeit, aus der in schwer wiegenden Fällen sogar eine Depression entstehen kann.

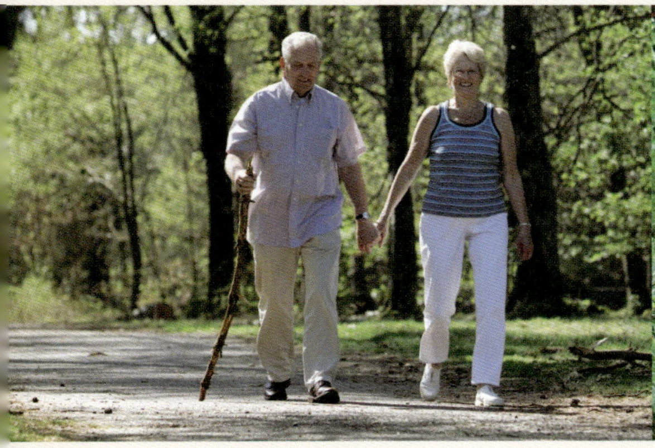
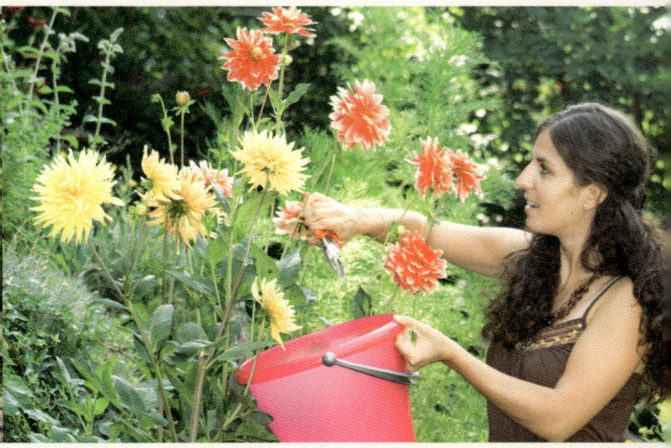

Darum ist es ungemein wichtig, sich rechtzeitig nach **neuen Herausforderungen** und Aufgaben umzusehen. Wir sind bis zum letzten Atemzug in Bewegung und ständigen Änderungen unterworfen. Wenn wir uns dieser Tatsache stellen und bereit sind, immer wieder zu neuen Ufern aufzubrechen, erhalten wir uns die Lebendigkeit im Denken und im Handeln. Diese wird nicht an der Quantität gemessen, sondern einzig und allein daran, dem Leben mit unserem Tun einen Sinn zu geben.

Ich bin ich

Ein gesundes **Selbstwertgefühl** und Selbstvertrauen sind die Voraussetzung für Sicherheit und Entscheidungsfindung. Sie sind notwendig, damit wir uns mögen und mit uns selbst auskommen. Nicht alles in unserem Leben läuft perfekt, doch ist auch nicht alles schlecht. Diese Überzeugung ist gleichzeitig ein wichtiger Ansatzpunkt, um an sich selbst zu arbeiten, zu wachsen und zu reifen. Die **Wertschätzung** sich selbst gegenüber ist gleichzeitig auch der Garant, dass wir uns Freund und Freundin sind und uns mögen. Sie ist nicht zu verwechseln mit dem selbstbezogenen Egoismus. Durch ein gutes Selbstwertgefühl und ein gesundes Selbstvertrauen werden wir befähigt, uns so anzunehmen wie wir sind.

Der Grundstein dazu wird bereits im Kindesalter gelegt. Die **Erziehung** sollte danach ausgerichtet sein, das Kind in seiner Einmaligkeit zu erkennen und zu akzeptieren und seine Fähigkeiten und Fertigkeiten bestmöglich zu fördern. Die Vorbildfunktion spielt dabei eine wesentliche Rolle. Erzieherische Autorität in Verbindung mit Liebe, Toleranz, Offenheit und Verständnis vermag auch die turbulenten Jahre, in denen plötzlich alles in Frage gestellt wird, zu überbrücken. Je mehr wir uns selbst und unseren Kindern zutrauen, desto besser können wir und sie das Leben in all seinen Facetten bewältigen. Das wiederum heißt, Träume leben und versuchen, sie zu verwirklichen. Gleichzeitig ist es wichtig, eigene Grenzen zu erkennen und zu akzeptieren.

Mit sich selbst im Reinen sein

Sehr oft sind wir uns selbst im Weg und bremsen uns in der Erreichung unserer Ziele. Es passieren dumme Fehler und wir ärgern uns noch mehr. Wir Menschen sind sehr komplex und haben mehrere innere Stimmen. Wenn diese Stimmen miteinander in Konkurrenz stehen und sich gegenseitig bekämpfen, so kostet das sehr viel Kraft und führt zu einem inneren Widerstand. Dabei sind diese verschiedenen Stimmen in uns ein Ausdruck der unterschiedlichen Teile, die es im Grunde gut mit uns meinen, wenn wir sie beachten. Innere Reflexion und Gespräche mit sich selbst unterstützen dabei, eigene Verhaltens- und Denkmuster zu erkennen und zu verändern.

Die Bejahung des Alters in der Gesellschaft

Die Natur lebt es uns in ihrem immer wiederkehrenden Rhythmus der Jahreszeiten vor. Doch in unserem Leben scheint für alte Menschen manchmal kein Platz zu sein. Dass das so ist, dafür sorgen zum Teil auch Medien, Werbung und Leistungsgesellschaft, die uns Schönheitswahn und Jugendlichkeit förmlich aufzwingen. Dabei hat das Alter weit mehr zu bieten als Falten, Vergesslichkeit und Gebrechen. Alter bedeutet ebenso Weisheit, Lebenserfahrung, Frieden und Glück. Bei den Naturvölkern, aber auch in früheren Generationen waren die Alten hoch geachtet und ihre Ratschläge lebensnotwendig. Das gesamte Wissen und die Erfahrungen wurden von ihnen an die Jungen weitergegeben.

Unser Vorbild schließlich wird es entscheiden, welchen Stellenwert das Alter in Zukunft haben wird. Die Bilder des Herbstes mit seiner Vielfalt an Farben und Früchten und des Winters mit seiner Ruhe und Reife können dazu beitragen, alten Menschen in Würde und Respekt zu begegnen und das Alter nicht als Sackgasse zu sehen.

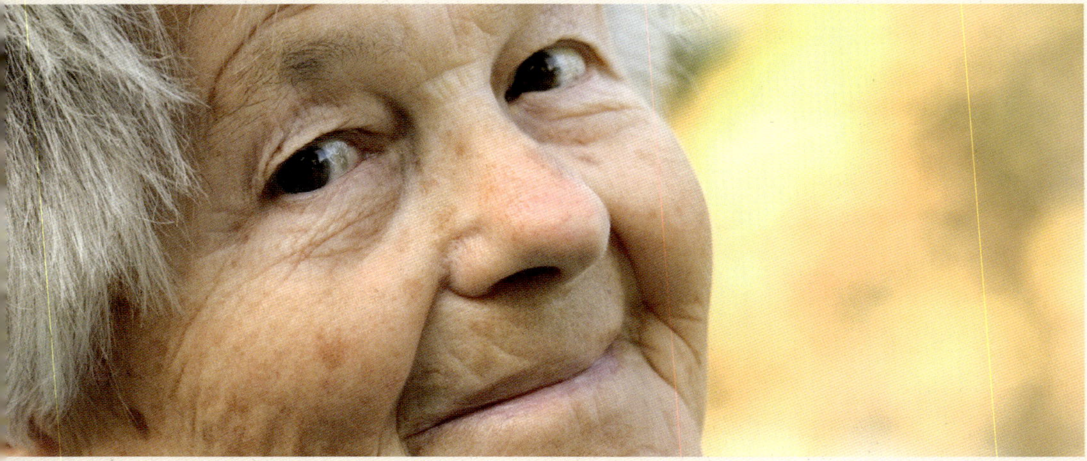

Das Licht vor den Schatten stellen

*„Die verdrossenen Grübler rechten: Jeder Tag liegt zwischen zwei Nächten.
Doch die heiteren Weltenkinder sagen:
Jede Nacht liegt zwischen zwei Tagen."* (Oskar Blumenthal)

Die **Sicht der Dinge** wirkt sich auf die Lebensbewältigung im Allgemeinen aus. Alles hat zwei Seiten: Tag und Nacht, Ebbe und Flut, Sommer und Winter, Leben und Tod. Auch unsere Gefühle sind davon betroffen und die Ansichten, die wir vertreten. Dabei sind die Dinge, wie sie sind. Die Wertung darüber geschieht einzig und allein durch uns und unsere Einstellung.

Optimistisch denkende Menschen werden als Lebenskünstler und Lebenskünstlerinnen bezeichnet, weil sie imstande sind, auch schwierigen Phasen etwas Positives abzugewinnen. Studien geben ihnen recht: Wer optimistisch denkt, lebt länger. Wer mit seinem Leben zufrieden ist, ist es auch mit seinem Umfeld. Negative Ausstrahlung bewirkt wiederum Negatives, positive Ausstrahlung erzeugt weiteres Licht. Belastungen und Rückschläge können durch positive Gedanken besser bewältigt werden. Sie helfen mit, nicht in der Vergangenheit festzusitzen, sondern sich am Jetzt zu orientieren und zukunftsorientiert zu handeln. Die Betrachtungsweise macht es aus:

„Ärgere dich nicht über den Dornenstrauch, der Rosen trägt, sondern freue dich über den Rosenstrauch, der Dornen trägt." (Altes Sprichwort)

Lachen ist die beste Medizin

Die Redewendung trifft den Nagel auf den Kopf. **Humor** wirkt befreiend und vermag Distanz zu unseren Alltagsproblemen zu schaffen. Das Lachen ist ein Schlüssel zur Gelassenheit und verhilft zu größerer Lebensfreude. Lachen mildert die Anstrengungen des Alltags und schafft Brücken zwischen den Menschen. Ein lachendes oder lächelndes Gesicht ist anziehend und ansteckend. Schade, dass uns so oft das Lachen vergeht und dass wir im zunehmenden Alter immer weniger lachen. *„Der hat nichts zu lachen"*, damit beschreiben wir Menschen, denen es viel zu schlecht zum Lachen geht. Wie ist es dann aber zu erklären, dass gerade arme Menschen aus der sogenannten Dritten Welt, trotz Not und Elend, fröhlicher sind als wir? Tun wir es doch den Kindern gleich und beginnen wir damit, spontan und herzhaft zu lachen! Weise der Mensch, der auch einmal über sich und seine Unzulänglichkeiten lachen kann! Lachen ist nicht nur ein Garant für Glück und Wohlbefinden, sondern auch für eine bessere körperliche Verfassung.

Ein **herzhaftes Lachen** setzt das Zwerchfell durch die rhythmischen Atemstöße in Bewegung und trainiert die Muskulatur. Die tiefe Atmung und der erhöhte Herzschlag bewirken, dass alle Organe besser mit Blut- und Nährstoffen versorgt werden. Die vermehrte Ausschüttung von **Glückshormonen** senkt das Stressempfinden. Die positive Auswirkung auf unser Immunsystem versteht sich von selbst.

Einfach leben

Wir alle haben immer wieder das Bedürfnis, aus der Konsumgesellschaft auszusteigen und fernab von allen möglichen Zwängen und dem sich daraus ergebenden Zeitdruck ein ganz einfaches Leben zu führen. Doch den so mühevoll erarbeiteten Lebensstandard lassen wir nur ungern zurück und diejenigen, die den Schritt bis zur letzten Konsequenz wagen, werden oft lächelnd als „Spinner und Spinnerinnen" abgestempelt.

Es geht allerdings nicht darum, allen Bequemlichkeiten unseres hoch technisierten Zeitalters Lebewohl zu sagen, als vielmehr um das Nachdenken, wie es möglich sein kann, dem materiellen Wahnsinn zu entkommen. Die Bereitschaft, einfacher zu leben und nicht jedem Modetrend spontan zu folgen, ist der erste Schritt dazu. Wer ihn wagt, wird mit Zeit und Wohlbefinden beschenkt und merkt, dass vieles, was gestern noch so wichtig war, unser Leben letztendlich nicht bereichert.

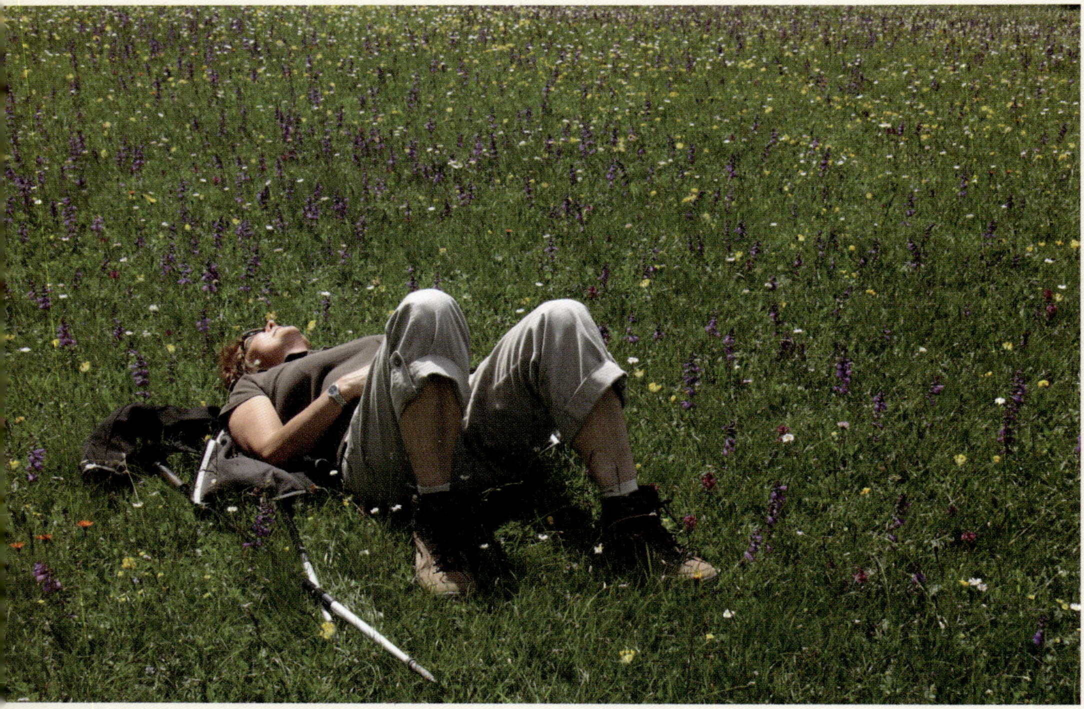

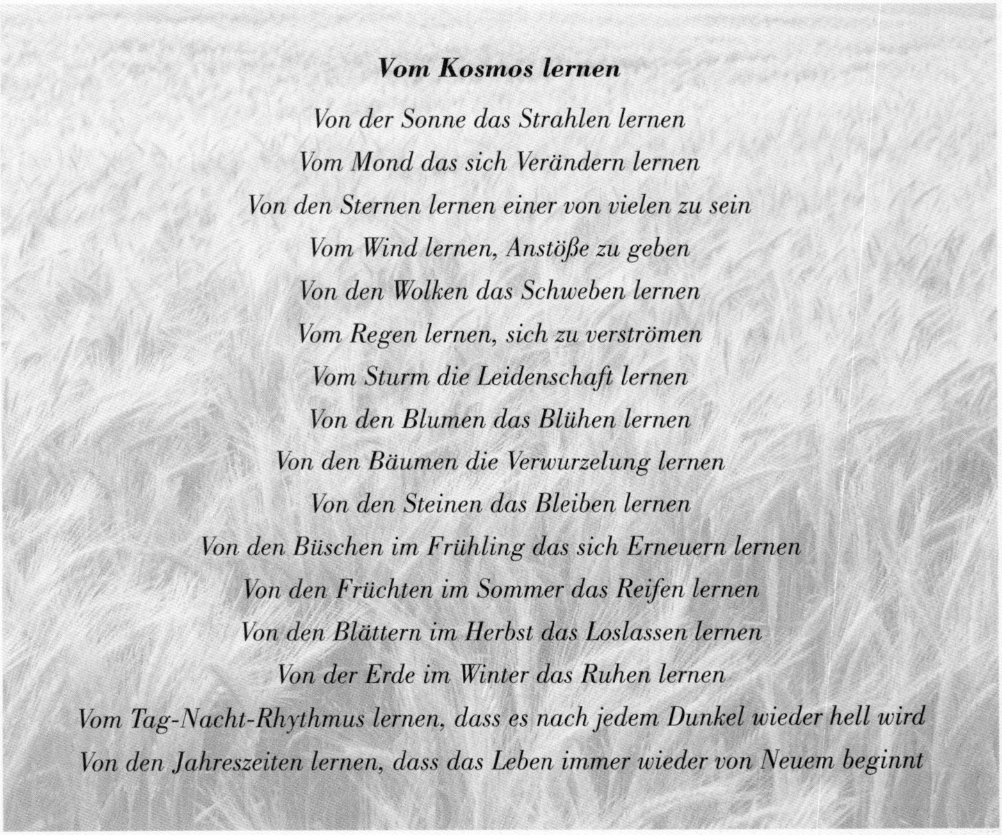

Vom Kosmos lernen

Von der Sonne das Strahlen lernen
Vom Mond das sich Verändern lernen
Von den Sternen lernen einer von vielen zu sein
Vom Wind lernen, Anstöße zu geben
Von den Wolken das Schweben lernen
Vom Regen lernen, sich zu verströmen
Vom Sturm die Leidenschaft lernen
Von den Blumen das Blühen lernen
Von den Bäumen die Verwurzelung lernen
Von den Steinen das Bleiben lernen
Von den Büschen im Frühling das sich Erneuern lernen
Von den Früchten im Sommer das Reifen lernen
Von den Blättern im Herbst das Loslassen lernen
Von der Erde im Winter das Ruhen lernen
Vom Tag-Nacht-Rhythmus lernen, dass es nach jedem Dunkel wieder hell wird
Von den Jahreszeiten lernen, dass das Leben immer wieder von Neuem beginnt

Mit der Natur leben

Unsere moderne Zivilisation hat einen starken Einfluss darauf, dass wir uns oft nicht mehr als einen Teil des ganzen Schöpfungsplanes erkennen. Wir sind nicht mehr imstande, Gesetzmäßigkeiten der Natur auch auf unser Leben zu übertragen. Die Sinne sind stark verkümmert und der **Biorhythmus**, dem jedes Leben auf Erden unterworfen ist, wird vielfach nicht mehr verstanden bzw. akzeptiert. Dabei sind es nicht die noch so genialen technischen Errungenschaften, nicht die künstlichen Wellness-Oasen, die uns beglücken und zur Ruhe kommen lassen, sondern die vielen unbeschwerten Momente in der Natur. Den größten Reichtum tragen wir in uns selbst. Mit unseren Sinnen eröffnen sich ungeahnte Welten und Möglichkeiten. Durch ihre Sensibilisierung lernen wir achtsam zu sein und uns über kleine Dinge zu freuen.

Augen und Herz weit zu öffnen und jeden Tag neu vom Kosmos zu lernen, verhilft zu einem Leben im Einklang mit der Natur, das geprägt ist von Staunen, Dankbarkeit und Freude.

Auf der Suche nach dem wahren Sinn des Lebens

Die **Sehnsucht nach innerem Frieden**, nach **Ruhe**, **Spiritualität** und Abstand ist so alt wie die Menschheitsgeschichte selbst. Die Frage nach dem Sinn des Seins beschäftigt uns alle.

Während die einen auf dem Jakobsweg nach Antworten suchen, ziehen sich die anderen für eine bestimmte Zeit ins Kloster zurück. Wieder andere versuchen es mit verschiedenen Meditationsformen, mit Gesprächen, Therapien oder bestimmten Lebensformen. Die Zugänge sind unterschiedlich, letztendlich werden wir den Sinn unseres Lebens wohl nie ganz ergründen. Unsere Aufgabe ist es, nach dem besten Weg zu suchen und diesen **Schritt für Schritt** zu gehen. Dabei ist es manchmal auch notwendig, Dinge anzunehmen, die unmöglich zu verändern sind. Auch die Auseinandersetzung mit dem Tod als Teil des Lebens hilft mit, das Leben als etwas Schönes und Kostbares, aber auch als etwas Vergängliches zu betrachten. Zur bestmöglichen Zeit das Bestmögliche zu tun, das ist wahre Lebenskunst und tiefe Lebensweisheit.

Aus dem Stress ausbrechen

Anspannung und Entspannung wechseln sich in unserem Alltag laufend ab. Vielfach werden diese zwei Zustände vom vegetativen Nervensystem gesteuert. Dieses ist nicht willentlich unserem Gehirn unterworfen und im Gegensatz zum zentralen Nervensystem schwerer beeinflussbar.

Eine plötzlich auftretende Stresssituation, z.B. bei Gefahr, sensibilisiert unsere Sinne und versorgt uns mit den notwendigen Überlebensstrategien. **Aktives Handeln** ist gleichzeitig auch die Triebfeder, um Wünsche zu realisieren und Ziele zu erreichen. Eustress, wie positiver Stress genannt wird, kann Flügel verleihen und Raum und Zeit vergessen lassen. Er schenkt uns **Vertrauen in die eigenen Fähigkeiten** und **tiefe Zufriedenheit**. Im Gegensatz dazu steht der Distress, jener Stress also, der überfordert und Angst macht.

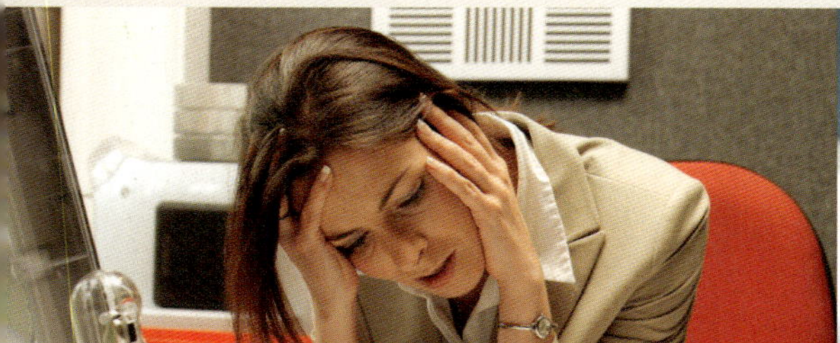

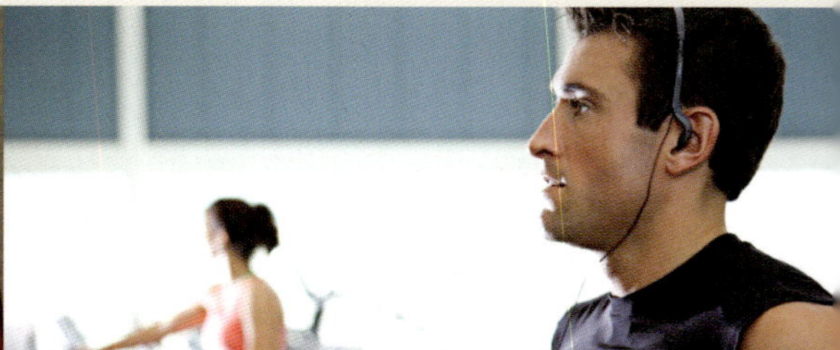

Karriere und Wohlstand haben ihren Preis. Urplötzlich sind wir gefangen im Hamsterrad des Zeitdrucks, der Erwartungshaltungen, der Überlastung. Wir strampeln dagegen an und in der Folge dreht sich das Rad noch schneller. Körperliche und seelische Erschöpfung sind vorprogrammiert. Hält dieser Zustand lange an, so ist er oft die Vorstufe zu ernsten Erkrankungen.

Allerdings ist Stress nicht gleich Stress, weil die Stresstoleranz beim einzelnen Menschen ganz unterschiedlich sein kann. Die Belastbarkeit, die jemand beweist, um Aufgaben zu erledigen oder Probleme zu lösen, ist in einem hohen Maß von seiner **Gelassenheit** abhängig. Sie sollten wir deshalb besonders pflegen.

Sebastian Kneipp forderte die Menschen in diesem Zusammenhang auf, nicht nur den Rhythmen von Wachen und Schlafen und jenen der Jahreszeiten zu folgen, sondern auch Arbeit und Muße in einen harmonischen Einklang zu bringen.

DIE GESCHICHTE VOM REBHUHN

Der alte Apostel Johannes spielte gerade mit seinem Rebhuhn, als ihn ein junger Jäger besuchte und ihn wegen seiner scheinbar unnützen Zeitverschwendung belächelte. Johannes schaute ihn verwundert an und fragte: „Weshalb ist der Bogen in deiner Hand nicht gespannt?“ Der Jäger wunderte sich über diese seltsame Frage und antwortete ungeduldig: „Das weißt du doch. Hielte ich den Bogen immer gespannt, so würde er seine Spannkraft verlieren. Wollte ich dann einen Pfeil abschießen, würde er sein Ziel verfehlen.“ Johannes lächelte und nickte. „Siehst du, junger Freund, so ist das auch beim Menschen. Wenn er sich nicht ab und zu entspannt, so hat er keine Kraft mehr, das zu tun, was notwendig ist und seinen ganzen Einsatz verlangt.“

Stressbewältigung durch Entspannung

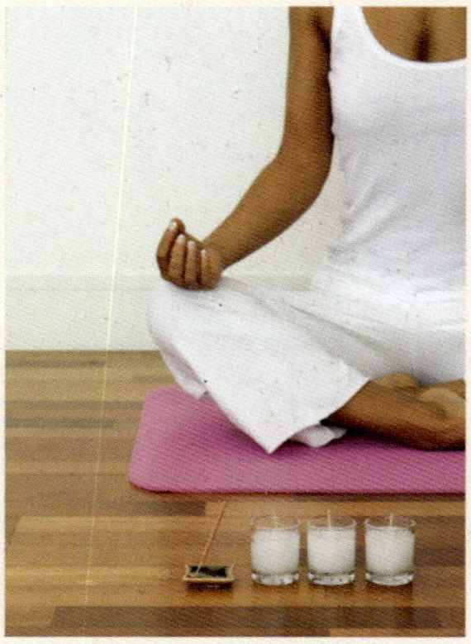

Yoga, **autogenes Training**, **Meditation**, **Traumreisen**, **progressive Muskelentspannung** nach Jacobson u.a. gehören zu den bekannten Entspannungstechniken. Sie erfordern Zeit und Ausdauer.

Ausgeglichenheit und Entschleunigung in den turbulenten Alltag zu bringen, ist eine der wichtigsten Herausforderungen überhaupt und Grundvoraussetzung für unser körperliches und seelisches Wohlbefinden. Je einfacher die verschiedenen Methoden sind, desto besser können sie in unser Leben integriert und bei Bedarf abgerufen werden.

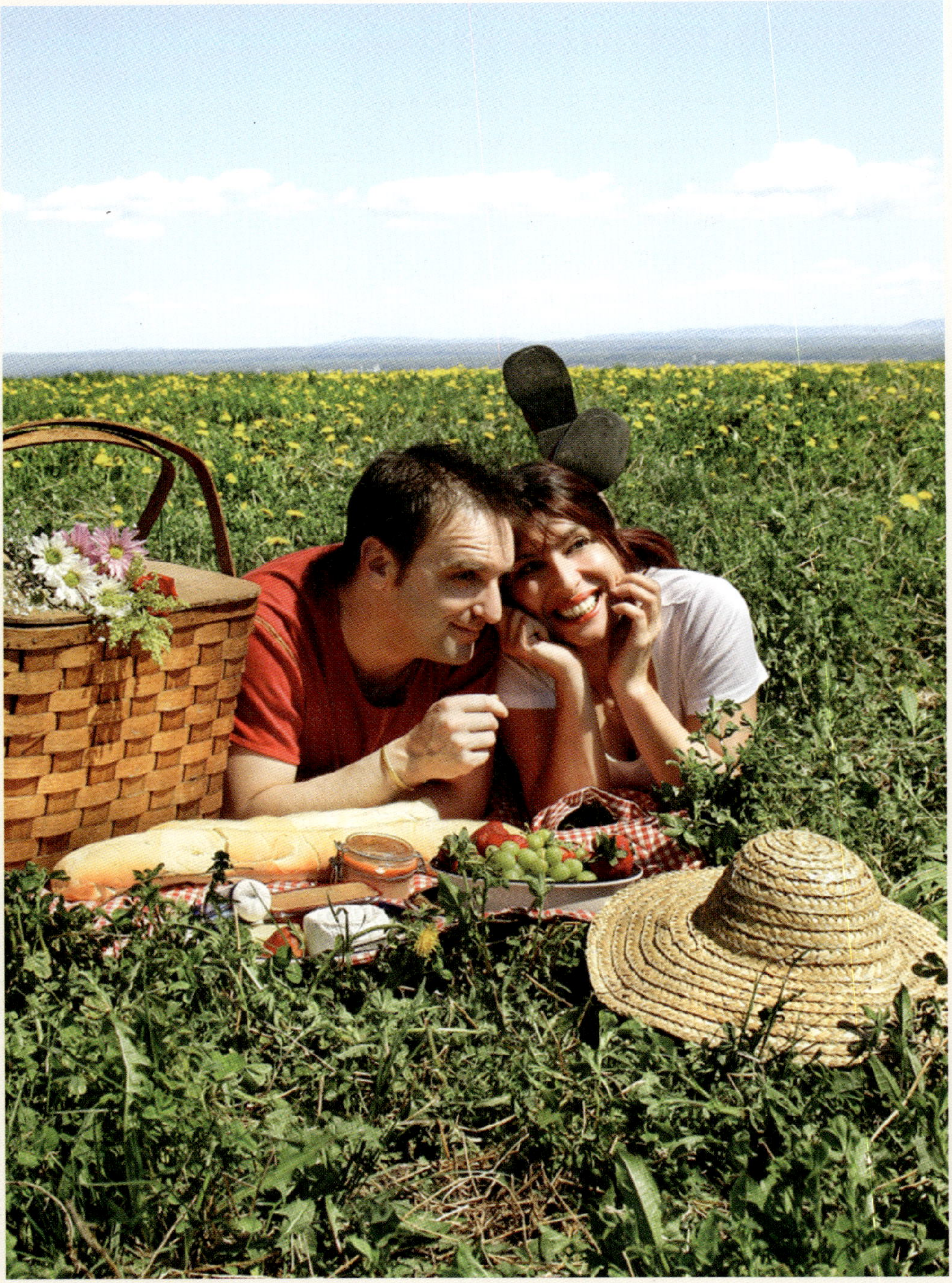

Was im Alltag entspannend wirkt:

- sich im Glauben geborgen fühlen, Spiritualität pflegen
- eigene Gefühle bewusst wahrnehmen und auf die innere Stimme hören
- Nein sagen, wenn es zu viel wird
- manchmal unerreichbar sein
- sich annehmen und mit sich selbst Frieden schließen
- verzeihen lernen und sich aussöhnen
- die Mühen des Alltags bewusst mit Lichtmomenten aufhellen
- Dinge annehmen, die nicht zu ändern sind
- in der Gegenwart leben, den Augenblick genießen
- die Partnerschaft und Freundschaften pflegen
- gute Gespräche führen
- den Tagesablauf strukturieren; Ordnung und klare Gedanken helfen, Zeit sparen
- Prioritäten setzen und nicht alles auf einmal erledigen wollen
- ein Glückstagebuch führen
- den Urlaub als Auszeit genießen
- Theater-, Kinobesuche, singen, tanzen, Musik hören
- sich kreativ betätigen, auch in Gedanken
- sich regelmäßig in der Natur bewegen
- Gartenarbeit
- Tiere als Freunde halten
- einfach leben
- sich an kleinen Dingen freuen
- die Wahrnehmungen mit den Sinnen schulen
- Feste feiern und Bräuche pflegen
- anderen helfen und selbst Hilfe annehmen
- sich öfters selbst belohnen
- den Humor und das Lachen pflegen
- meditieren
- Wasseranwendungen: Güsse, Bäder, Tautreten
- gepflegt essen, genügend schlafen

Atemübung

Die Atmung

Atmen ist Leben. Wir können nicht nicht atmen. Wir atmen Sauerstoff ein, der allen Stoffwechselprozessen als Energielieferant dient. Atem- und Herzrhythmus sind eng aneinander gekoppelt. Geht die Atmung schneller, so erhöht sich der Herzschlag. Langsames Atmen hingegen beruhigt. Unzureichendes Ausatmen führt dazu, dass sich Kohlendioxid und Schlacken in der Lunge stauen und ins Blut abgedrängt werden. Der Körper wird vorübergehend vergiftet, was sich in Unruhe, Müdigkeit oder Erschöpfung äußert. Bekommt der Körper über einen langen Zeitraum zu wenig Sauerstoff, so führt das langfristig zu Verspannungen, Kopfweh, Kreislaufproblemen, rascher Ermüdung und Konzentrationsschwäche. Mit einer tiefen Atmung kann man Angst, Aufregung, Stress und Panikattacken entgegenwirken.

Die Atmung bewegt sich zwischen zwei Polen: Mit dem Einatmen spannt sich der Körper an, er hat Energie und Kraft. Beim Ausatmen entspannt der Körper wieder und findet Ruhe. Zwischen diesen beiden Kräften findet das Leben statt.

Das Fließen des Atems ist ein Geschenk. **Bewusstes Atmen** ist ein Reichtum, aus dem viel Gutes für das Leben geschöpft werden kann.

Immer dann, wenn wir Stress haben oder unter Anspannung stehen, verflacht sich automatisch die Atmung. Die folgenden Atemübungen mit nur ein bis drei Atemzügen können bei vielen Gelegenheiten eingebaut werden, z.B. beim Spazierengehen, während der Fahrt zur Arbeit, im Stehen, Sitzen oder Liegen. Gönnen Sie sich diese Minipausen. Eine regelmäßige Durchführung bringt Ruhe in Ihr Leben und steigert die Atemkapazität.

VIER EINFACHE ATEMÜBUNGEN

Einstimmung

- ➔ Zur Ruhe kommen und auf eine gute Körperhaltung achten
- ➔ Locker bleiben, Anstrengung vermeiden und den Atem fließen lassen
- ➔ Mit geradem Rücken auf dem Stuhlrand sitzen
- ➔ Bewusst durch die Nase ein- und den Mund ausatmen
- ➔ Ein Lächeln zwischendrin lockert die Gesichtsmuskulatur
- ➔ Störende Gedanken weiterziehen lassen
- ➔ Den eigenen Körper und seine Bewegungen wahrnehmen

Die Vollatmung integriert alle Teilatmungen

Vollständig ausatmen durch dreimaliges Auspusten, ohne dazwischen wieder einzuatmen. Der Bauchnabel wird dabei nach innen Richtung Wirbelsäule gezogen. Zur Unterstützung der Körperwahrnehmung können auch die Hände auf den Bauch gelegt werden.

1. Bauch- oder Zwerchfellatmung

Sie korrespondiert mit der unteren Lungenatmung. Langsames Einatmen wölbt die Bauchdecke sanft nach vorne. Die Bauchmuskeln bleiben entspannt und locker. Beim Ausatmen zieht sich der Bauch wieder nach innen. Den Atem ruhig und gelöst in einem gleichmäßigen Strom fließen lassen. Mit jedem Atemzug bewusst etwas mehr Luft aufnehmen und so gut wie möglich nur in den Bauchraum hineinatmen. Sollte ein Gähnen auftreten, so ist das wunderbar. Gähnen ist eine Form der tiefen Atmung, die sehr entspannt. Der gesamte Körper sollte entspannt und locker sein.

Noch zwei- oder dreimal tief in den Bauch ein- und ausatmen und dann langsam die Atemtiefe wieder verringern. Genussvolle Entspannung breitet sich im Körper und im Kopf aus.

2. Rippen- oder Flankenatmung

Sie füllt den mittleren Teil der Lunge mit Luft und ist am Anfang nicht so leicht zu spüren. Die Hände seitlich an die Flanken legen hilft, die Atembewegung zu spüren. Die Handflächen liegen auf den unteren Rippen auf, die Finger zeigen leicht nach unten. Den Atem ganz gezielt in die seitlichen Rippenbögen fließen lassen und die Dehnung der Rippen beim Einatmen spüren. Bauch und Brust bleiben möglichst unbewegt. Beim Ausatmen sinken die Rippen wieder nach unten. Nach zwei oder drei tiefen Atemzügen die Intensität der Atmung wieder verringern und die Entspannung genießen.

3. Brustatmung

Die Hände auf den Brustkorb legen und sich darauf konzentrieren. Die Daumen berühren das Schlüsselbein. Beim Einatmen nachspüren, wie sich die Rippen, das Schlüsselbein und das Brustbein heben. Die Schultern bleiben locker. Der Bauch und die Flanken sollten ohne Bewegung bleiben. Beim Ausatmen senkt sich der Brustkorb wieder sanft. Die Atmung wieder vertiefen und nach zwei bis drei tiefen Atemzügen der Entspannung im Oberkörper nachspüren.

4. Die Vollatmung

vereint diese drei Teilatmungen. Es hat Sinn, die Teilatmungen zuerst einzeln durchzuführen, bevor sie dann miteinander kombiniert werden. Zuerst die Luft in den Bauch fließen lassen, dann weiter in die Flanken und dann in die oberen Lungen. Tief ein- und ausatmen, damit alle Restluft ausströmen kann. Auch hier die Atemtiefe bei zwei bis drei Atemzügen verstärken und dann das Strömen und die Entspannung im Körper genießen.

Massagen

7-Minuten-Schreibtisch-Nackenkur

Wenn der Kopf pocht und alles wehtut: Nehmen Sie sich kurz Zeit und tun Sie sich was Gutes. Das Allerwichtigste dabei ist, dass Sie selbst in sich hineinhören, tief ein- und ausatmen und den Druck so anpassen, dass Sie das Wohlbefinden auch wirklich spüren. Bleiben Sie bei der Eigenmassage selbst entspannt.

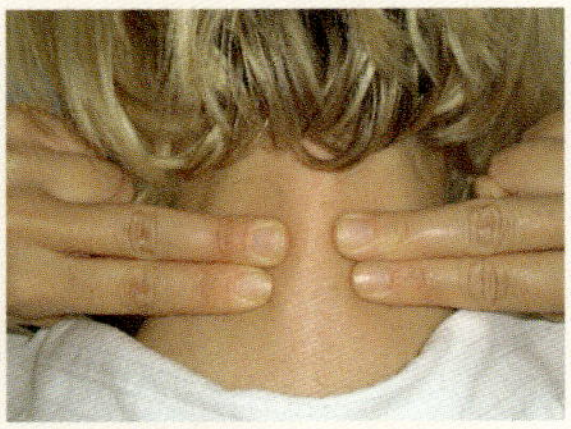

Abb. zu Punkt 3

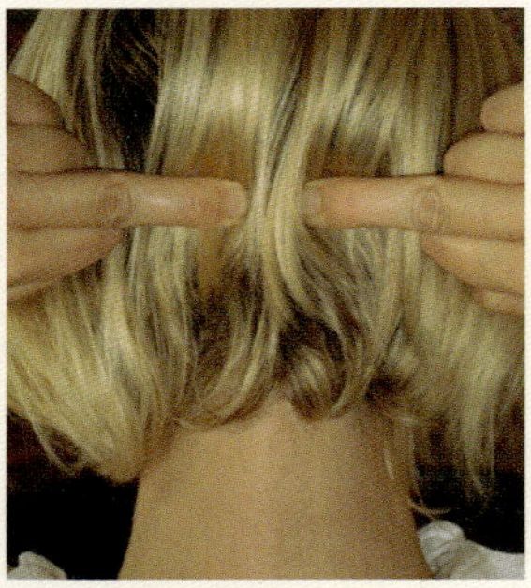

Abb. zu Punkt 5

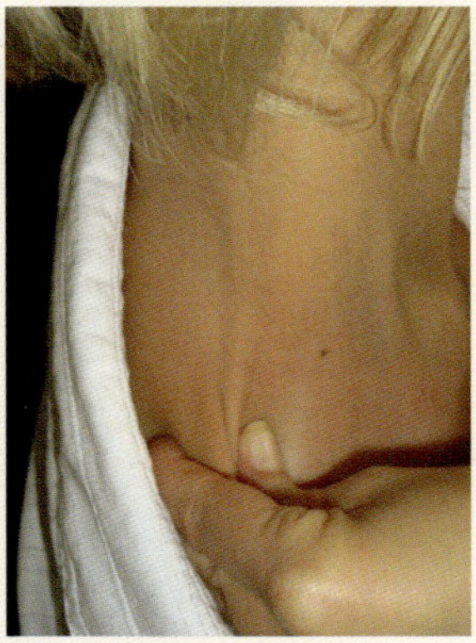

Abb. zu Punkt 7

- **1.** Tief ein- und ausatmen.
- **2.** Abklopfen des Nackens mit der lockeren Faust. Stützen Sie den arbeitenden Arm mit der anderen Hand am Ellbogen ab, um die Anstrengung während des Massierens zu vermeiden.
- **3.** Oberer Nacken: Legen Sie die Finger rechts und links neben den 7. Halswirbel, der daran zu erkennen ist, dass er immer leicht gewölbt ist und sich somit etwas hervorhebt. Fahren Sie dann entlang der Halswirbelsäule Richtung Kopf, bis Sie eine Vertiefung zwischen Wirbelsäule und Schädelbasis finden. Drücken Sie sanft hinein und neigen Sie den Kopf langsam nach vorne und wieder nach hinten. So spüren Sie die Bewegung der Wirbelsäule und auch die Verspannungen. Verstärken Sie den Druck und lockern Sie ihn wieder.
- **4.** Atmen Sie tief ein und aus und entspannen Sie sich.
- **5.** Massage der Schädelbasis: Stützen Sie den rechten Ellbogen auf dem Schreibtisch ab. Der Druckpunkt liegt einen Daumenbreit von der Wirbelsäule entfernt unterhalb der Schädelbasis. Diesen Punkt wieder mit Zeige- oder Mittelfinger drücken und den Kopf langsam nach vorne und wieder nach hinten neigen. Den Druck wieder lösen und dann zur linken Seite wechseln.
- **6.** Atmen Sie erneut tief ein und aus.
- **7.** Schultern: Massieren Sie den Nacken, beginnend am Hals Richtung Schultern. Kneten Sie die Nackenmuskulatur, wobei der Daumen vorne und die anderen Finger hinten aufliegen. Von der einen Seite zur anderen wechseln.

▶ **8.** Atmen Sie erneut tief ein und aus.

▶ **9.** Brustwirbelbereich: Drücken Sie mit dem Mittelfinger drei Punkte untereinander. Beginnen Sie gleich unterhalb des 7. Halswirbels und massieren Sie dann jeweils kreisförmig einen Fingerbreit weiter unten den nächsten Punkt. Drücken Sie nicht direkt auf die Wirbelsäule, sondern links und rechts daneben.

▶ **10.** Dehnen Sie die Muskulatur zwischen den Schulterblättern, indem Sie die Finger ineinander verschränken und beide Arme nach vorne strecken. Neigen Sie den Kopf nach vorne und machen Sie einen Rundrücken.

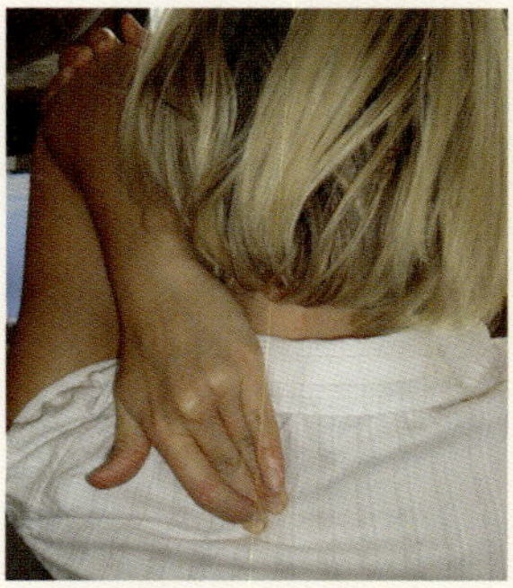

Abb. zu Punkt 9

▶ **11.** Zum Abschluss mehrere Male tief einatmen und dabei die Schultern heben. Beim Ausatmen fallen lassen mit dem Gefühl, schwere Lasten fallen zu lassen.

Schließen Sie diese sieben Minuten ganz bewusst ab und spüren Sie noch einmal nach, wie Sie sich fühlen, bevor Sie sich wieder der Arbeit widmen.

Bauchmassage zur Anregung der Verdauung und bei Blähungen

In Rückenlage die Beine anwinkeln, das entspannt die Bauchmuskulatur. Beide Hände nebeneinander flach auf den Bauch legen, die Finger sind geschlossen und zeigen nach unten. Mit den Händen für zwei Minuten in einem flotten Rhythmus auf und ab vibrieren. Nicht reiben, sondern den Bauch schütteln. Dabei bewegen sich die Handflächen über die gesamte Bauchdecke.

Anschließend die rechte Hand über den linken Handrücken legen und die Finger anwinkeln. Die Fingerspitzen werden spürbar, aber nicht schmerzhaft in den Bauch gedrückt und in kreisförmigen Bewegungen der Dickdarm massiert. Beginnend am rechten Unterbauch (Blinddarm) über den rechten Rippenbogen zum Brustbein quer über den linken Rippenbogen zum linken Beckenrand. Diese Massage drei- bis viermal wiederholen.

Zum Schluss noch einmal den Bauch wie vorher für zwei Minuten schütteln und vibrieren.

Bei Venenstauung und müden Beinen

In Rückenlage die Beine hochstellen oder im rechten Winkel mit den Fersen an der Wand abstützen. Das Gesäß sollte nahe an der Wand sein. Unter- und Oberschenkel lockern und schütteln. Zum Abschluss zuerst das rechte Bein Richtung Körper ziehen und mit beiden Händen flach den Unterschenkel umfassen. Mit leichtem Druck von oben nach unten Richtung Becken streifen. Fünfmal wiederholen, dann das linke Bein abstreifen.

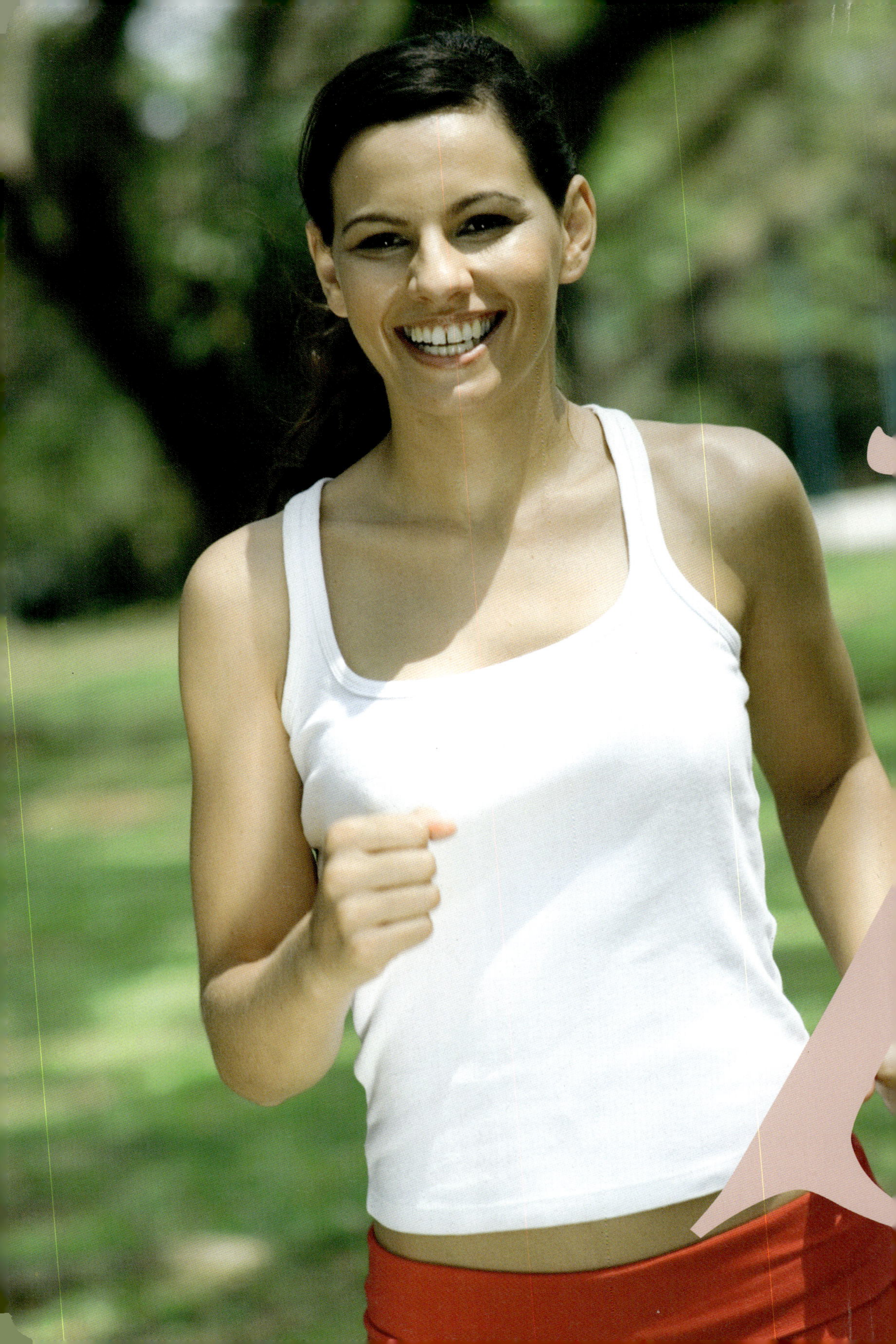

Bewegung

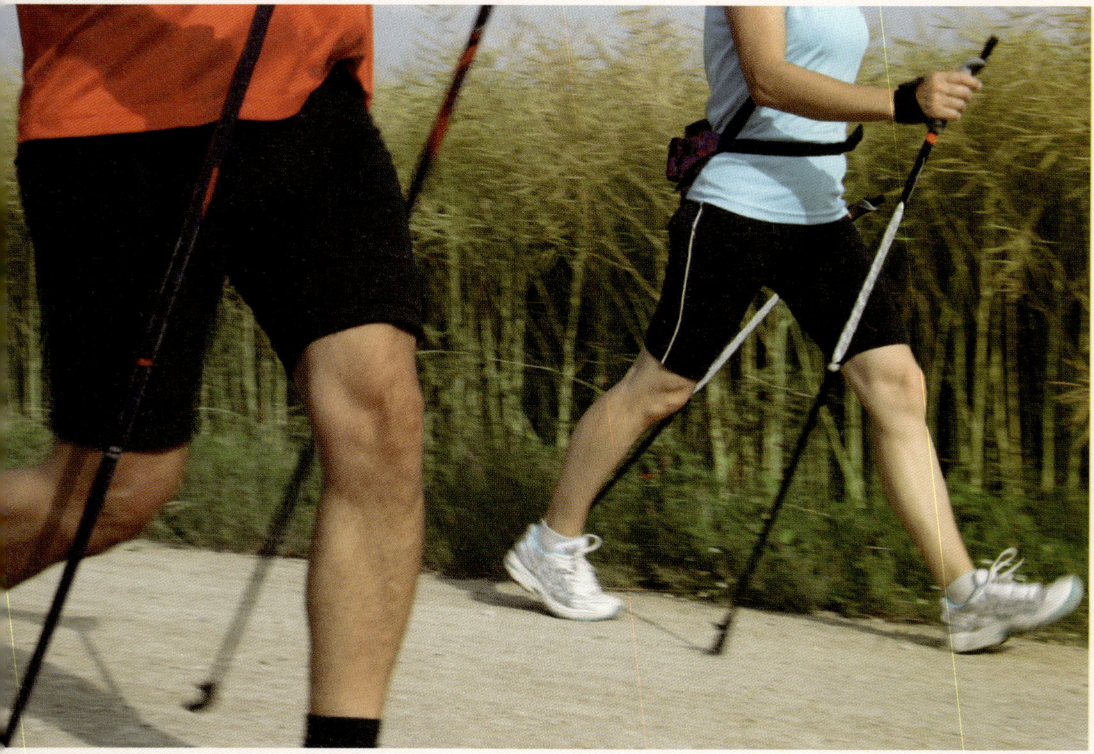

Der beste Weg zur Gesundheit ist der Fußweg

„Untätigkeit schwächt, Übung stärkt, Überlastung schadet.“
(Sebastian Kneipp)

Bewegungsarten gibt es viele

Dass Bewegung guttut, haben alle am eigenen Körper schon oft erfahren. Sowohl in der klassischen Schulmedizin als auch bei alternativen Heilmethoden steht die Aufforderung zum täglichen Bewegungsprogramm an erster Stelle. War früher Bewegung aufgrund der körperlichen Arbeit ein integrierter Bestandteil des Alltags, muss sie heute regelrecht eingeplant werden.

Sport ist in jedem Alter möglich, wenn er der Kondition und den körperlichen Möglichkeiten angepasst ist. Neigung und Freude spielen bei der Auswahl einer Sportart eine große Rolle.

Die einen bewegen sich lieber alleine, damit sie abschalten und sinnieren können. Andere ziehen hingegen sportliche Betätigung in einer Gruppe vor. Das kann manchmal besser motivieren.

Körperliche Aktivität vermag zudem so manche Ernährungsfehler auszugleichen. Bewegung ist notwendig, den Körper fit zu halten. Jedoch Bewegung ist nicht gleich Bewegung. Wie oft wird gesagt: „Bewegung hab ich genug, ich bin den ganzen Tag auf den Beinen und ständig unterwegs zwischen Beruf, Familie und Haushalt." Diese Form von Bewegung ist nicht gemeint. Bewegung sollte vielmehr ein Ausgleich zum beruflichen oder familiären Alltag sein.

Gesunde Bewegung, wie sie sein soll

Die besten Übungen sind jene, die viel Sauerstoff erfordern, größere Muskelgruppen beanspruchen und kontinuierlich durchgeführt werden. Wenn der Körper dann noch ins Schwitzen kommt, so ist das erste Etappenziel schon erreicht. Die Entschlackung beginnt, Herz- und Kreislauf werden trainiert, die Durchblutung wird gesteigert und das Nervensystem beruhigt. Die Folge der körperlichen Betätigung ist eine Steigerung des Selbstwertgefühles und der Stresstoleranz.

Gleich wichtig wie Bewegung ist auch die anschließende Entspannung. Nach der körperlichen Betätigung ist der Organismus nämlich damit beschäftigt, wieder Ordnung herzustellen. Sehnen, Bänder, Gelenke und Muskeln werden auf eventuelle Verletzungen geprüft und repariert und alle Kreisläufe wieder stabilisiert.

Gesunde Bewegung orientiert sich an folgenden Kriterien:

- ➔ Sie ist der eigenen Konstitution angepasst.
- ➔ Sie wird vorzugsweise im Freien durchgeführt.
- ➔ Sie aktiviert Herz, Kreislauf und Atmung.
- ➔ Sie entspannt, lockert und erhellt das Gemüt.
- ➔ Sie wird regelmäßig ausgeführt.

Bewegung als natürliches Beruhigungsmittel

Ausdauersportarten wie Wandern, schnelles Gehen, Joggen, Nordic Walking, Schwimmen, Radfahren, Skilanglauf sowie Tanzen und Gymnastik mit und ohne Musik bieten gute Möglichkeiten, Dampf abzulassen, über das eigene Leben nachzudenken, zu Problemen Abstand zu gewinnen und Anspannungen zu lockern. In der Bewegung können kreative Lösungen gefunden, die Stimmung gehoben oder Ärger abgebaut werden. In der Natur zu sein, auf sie aufmerksam zu werden und von ihr zu lernen, Luft und Sonne zu tanken, sich und seinen Körper bewusst wahrzunehmen, sind weitere positive Nebeneffekte.

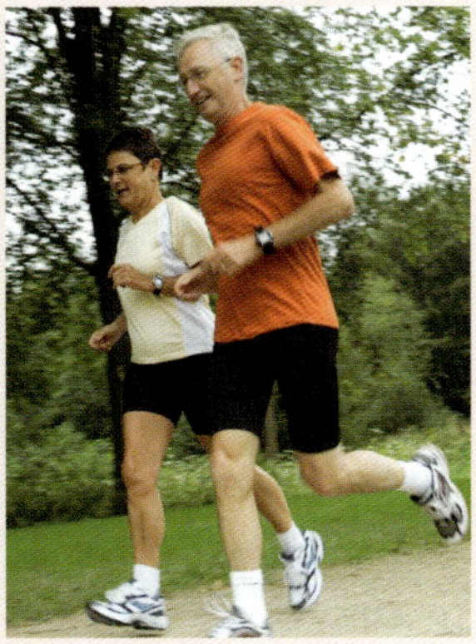

Bewegung als Herzenssache

Regelmäßiges Training ist eine lohnende Arbeitsrationalisierung für unser Herz. Wer im Laufe einiger Monate den eigenen Ruhepuls etwa um 10 Schläge pro Minute senken kann, spart in einer Stunde bereits 600 Schläge, während die Pumpleistung des Blutes dieselbe bleibt. Diese Tatsache ist auch für ein gesundes Älterwerden von großer Bedeutung, da Blutdruck und Blutfettwerte reguliert werden. Gemeinsam mit der optimalen Durchblutung des Herzmuskels und der Blutgefäße schützen diese Faktoren ganz wesentlich vor Herz-Kreislauf-Erkrankungen.

Bewegung als Nahrung für die Zellen

Bewegungsarme Menschen haben zwar einen gut funktionierenden Kohlenhydratstoffwechsel, aber einen eher schwachen Fettstoffwechsel. Folglich kommt es zu einer eingeschränkten Enzymproduktion, welche für den Abbau von Fett zuständig ist. Die Folge sind Übergewicht und Cholesterinablagerungen in den Gefäßen. Durch Bewegung bleiben die Gefäße elastisch.

Bewegung als Schlaumacher

Inzwischen ist bekannt, dass bereits ein 10-minütiges Bewegungsprogramm während des Unterrichtes oder während der Büroarbeit, Konzentration und Aufmerksamkeit, ja sogar den Intelligenzquotienten wesentlich steigern kann. Zwischen Gehirn und Muskulatur besteht eine enge Wechselbeziehung. Regelmäßige Bewegung versorgt die Hirnregionen mit mehr Sauerstoff. Verschiedene Koordinations- und Überkreuzübungen wirken dem Abbau von Gehirnzellen entgegen, bringen die zwei verschiedenen Hirnhälften in Einklang, machen geistig wach und denkflexibel.

Bewegung als Schutz für Gelenke und Knochen

Bewegung ist gemeinsam mit einer vollwertigen Kost eine vorzügliche Prävention für die Erhaltung des Mineralgehaltes im Knochen und hält die Muskulatur stark und geschmeidig.
Diese wiederum ist der beste Schutz für unsere Gelenke. Eine Mischung aus Mobilisations-, Dehnungs- und Kraftübungen hilft einem gesunden Rücken und schützt vor verspannten Nackenmuskeln. Die entsprechende Haltung und die verschiedenen rückenschonenden Maßnahmen beim Sitzen, Tragen, Stehen und Gehen entlasten die Wirbelsäule ebenso.

Dr. Wald

Wenn ich an Kopfweh leide und Neurosen,
mich unverstanden fühle oder alt,
wenn mich die zarten Musen nicht umkosen,
dann konsultier ich Dr. Wald.

Er ist mein Augenarzt und mein Psychiater,
mein Orthopäde und mein Internist.
Er heilt mich ganz bestimmt von jedem Kater,
ob der von Kummer oder Cognac ist.

Er hält nicht viel von Pülverchen und Pille,
doch umso mehr von Luft und Sonnenschein.
Und kaum umhüllt mich seine Stille,
raunt er mir zu: „Nun atme tief du ein!“

Ist seine Praxis oft auch überlaufen,
in seiner Obhut läufst du dich gesund
und Kreislaufkranke, die noch heute schnaufen,
sind morgen ohne klinischen Befund.

Er bringt mich immer wieder auf die Beine,
das Seelische ins Gleichgewicht,
verhindert Fettansatz und Gallensteine,
doch Hausbesuche macht er nicht.

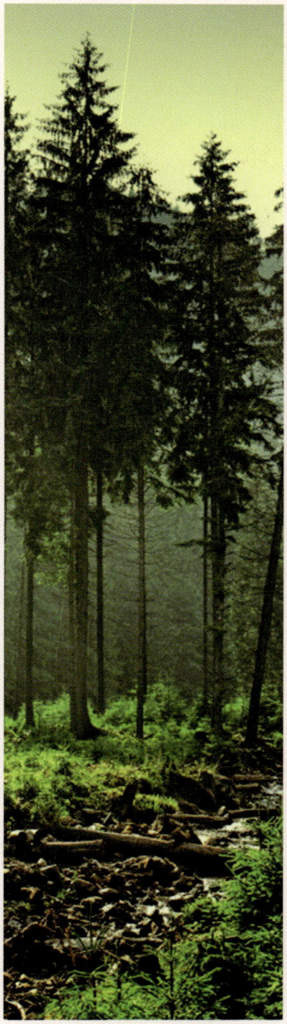

Aufbau eines Lauftrainings

Der Körper braucht mindestens sechs Monate regelmäßiges Training, damit sich eine neue Bewegungsform einprägt und automatisiert. Gelenke, Knorpel und Muskulatur brauchen Zeit, sich an neue Belastungen zu gewöhnen. Je nach Alter, Verfassung und körperlicher Konstitution verändert sich ein Training. Das Ziel sollte stets sein, Freude an der Bewegung zu bekommen und auf Dauer zu erhalten.

Jedes Training beginnt mit einer kurzen Aufwärmphase, in der alle Gelenke mobilisiert werden. Dadurch wird Verletzungen vorgebeugt.

4 Wochen Gewöhnungsphase für Ungeübte

1. Woche: tägliche Bewegung je 10 Minuten
leichte Gymnastik für alle Gelenke

2. und 3. Woche: 2 x wöchentlich je 1/2 Stunde
5 Minuten warm gehen
20 Minuten flottes Gehen, dabei auch die gebeugten Arme mitschwingen
5 Minuten dehnen

4. Woche: 3 x wöchentlich je 1/2 Stunde
5 Minuten warm gehen
20 Minuten im Wechsel: 4 Minuten flottes Gehen, 1 Minute locker laufen
5 Minuten dehnen

5 Wochen Aufbauphase für Anfänger und Anfängerinnen

5. Woche: 2 – 3 x wöchentlich je 1/2 Stunde
2 Minuten warm gehen
25 Minuten im Wechsel: 1 Minute gehen, 3 Minuten leicht traben
3 Minuten gehen zum Ausklang
2 Minuten dehnen

6. Woche: 2 – 3 x wöchentlich je 40 Minuten
2 Minuten warm gehen
20 Minuten im Wechsel: 1 Minute gehen, 2 Minuten laufen
1 Minute gehen, 5 Minuten laufen und 1 x wiederholen
2 Minuten gehen zum Ausklang
3 Minuten dehnen

7. Woche: 2 – 3 x wöchentlich je ca. 45 Minuten
2 Minuten warm gehen
Laufzeiten langsam steigern: 2 Min. laufen, 1 Min. gehen, 3 Min. laufen, 1 Min. gehen, 5 Min. laufen, 1 Min. gehen, 10 Min. laufen, 1 Min. gehen, 5 Min. laufen, 2 Min. gehen, 3 Min. laufen
3 Minuten gehen zum Ausklang
3 Minuten dehnen

8. Woche: 3 x wöchentlich je ca. 45 Minuten
2 Minuten warm gehen
3 Min. laufen, 1 Min. gehen, 5 Min. laufen, 2 Min. gehen, 12 Min. laufen, 2 Min. gehen, 5 Min. laufen, 2 Min. gehen, 3 Min. laufen
3 Minuten gehen zum Ausklang
3 Minuten dehnen

9. Woche: 3 x wöchentlich je ca. 45 Minuten
2 Minuten warm gehen
6 Min. laufen, 2 Min. gehen, 18 Min. laufen, 2 Min. gehen, 6 Min. laufen
3 Minuten gehen zum Ausklang
3 Minuten dehnen

ab der 10. Woche: 3 x wöchentlich je 45 – 50 Minuten
2 Minuten warm gehen
Die Laufzeit nach eigenem Empfinden steigern und die Gehzeiten immer mehr reduzieren, bis es gelingt, 40 Minuten locker durchzulaufen.
3 Minuten dehnen

Zimmergymnastik zur täglichen Übung

Geschmeidige Gelenke

In Rückenlage mit ausgestreckten Beinen:

- **1.** Rechten Fuß leicht anheben und kreisen, 10 x durchführen, Richtung wechseln. Mit dem linken Fuß wiederholen.
- **2.** Kniegelenke abwechselnd locker und flott nach unten durchdrücken. Die Kniekehlen sollen dabei die Unterlage berühren. 10 x durchführen.
- **3.** Knie abwechselnd rechts und links zum Bauch heranziehen und wieder strecken. 10 x durchführen.
- **4.** Beide Knie anheben und aneinander lehnen. Die Knie mit den Händen fixieren und die Unterschenkel gemeinsam zuerst nach rechts und dann nach links kreisen. Jeweils 5 x durchführen.

Im Stehen:

- **5.** Becken kreisen, die Knie sind leicht gebeugt. 10 x links und 10 x rechts durchführen.
- **6.** Die rechte Hüfte heben und senken. Mit der linken Hüfte wiederholen. Jeweils 10 x durchführen.
- **7.** Beide Schultern kreisen, von vorne nach hinten, dann umgekehrt. Jeweils 10 x durchführen.
- **8.** Arme strecken und gegengleich von vorne nach hinten kreisen. Die Arme nahe am Kopf vorbeiführen. 10 x durchführen.
- **9.** Handgelenke kreisen, zuerst in die eine Richtung, dann in die andere. Jeweils 10 x durchführen.
- **10.** Sich selbst umarmen und dann die Arme seitlich nach außen öffnen. Dabei auch die Finger zur Faust schließen und dann wieder öffnen. 10 x durchführen.

Im Sitzen auf den Sitzbeinhöckern mit geradem Rücken und beiden Beinen auf dem Boden:

- **11.** Hände liegen flach auf den Oberschenkeln. Unterkiefer nach rechts und links verschieben. 10 x durchführen.
- **12.** Den Mund öffnen und schließen. 10 x durchführen.
- **13.** Schubladenübung: das Unterkiefer nach vorne und wieder zurückschieben. 10 x durchführen.
- **14.** Kopf kreisen, ohne dabei den Kopf zu weit nach hinten zu strecken, zuerst nach rechts, dann nach links. Jeweils 10 x durchführen.
- **15.** Den Oberkörper nach vorne neigen und auf den Oberschenkeln auflegen, die Arme hängen nach unten. Dabei tief ein- und ausatmen. 10 Sek. halten. Anschließend den Oberkörper aufrichten.
- **16.** Arme auf Schulterhöhe anheben und Ellbogen 90° anwinkeln. Handflächen schauen nach vorne. Oberkörper seitlich nach rechts drehen und 10 x nachfedern, dann nach links.

Venentraining

Im Stehen, barfuß:

- **1.** Marschieren auf dem Platz im Storchengang, Arme mit angewinkelten Ellbogen dabei ordentlich mitschwingen. 10 x durchführen.
- **2.** Beide Fersen gleichzeitig anheben. 10 x durchführen.
- **3.** Zehenspitzen nach oben ziehen, Knie bleiben gestreckt. 10 x durchführen.
- **4.** Knie leicht beugen. Vom Fußballen zu den Fersen abrollen. 10 x durchführen.

In Rückenlage: Beine aufstellen und die Hände unter das Gesäß schieben:

- **5.** Beine hochheben und Rad fahren, zuerst vorwärts, dann rückwärts. Jeweils 10 x durchführen.
- **6.** Beine angewinkelt hochheben. Abwechselnd den rechten Unterschenkel kraftvoll nach oben schleudern, dann den linken. Jeweils 10 x durchführen.
- **7.** Beine nach oben strecken. Fußgelenke zuerst nach innen kreisen, dann nach außen. Jeweils 10 x durchführen.
- **8.** Beine nach oben strecken. Wechselweise die Fußspitze des einen und die Ferse des anderen Fußes nach oben drücken.

Im Sitzen: Mit geradem Rücken auf dem Stuhlrand sitzen, beide Beine stehen gut auf dem Boden:

- **9.** Abwechselnd mit beiden Fersen und Zehenspitzen auf den Boden tippen. 10 x durchführen.
- **10.** Die Fußsohle mit einem Tennis- oder Igelball massieren.
- **11.** Den Ball mit den Füßen hochheben und wieder senken.

Starker Rücken

Im Stehen: Beine stehen hüftbreit auseinander, die Knie sind leicht gebeugt:

- **1.** Recken und strecken, die Arme greifen weit nach oben. Der gesamte Rücken wird dabei geschmeidig bewegt.
- **2.** Den Oberkörper beugen: Zuerst den Kopf nach vorne neigen, dann beide Schultern. Die Arme fallen nach unten. Wirbel für Wirbel abrollen. So weit wie möglich hinunterbeugen und dort 3 tiefe Atemzüge machen. Anschließend wieder langsam, Wirbel für Wirbel, in die Ausgangsposition zurückkommen. 1 x durchführen.
- **3.** Schultern zu den Ohren hochziehen und fallen lassen. 10 x durchführen.
- **4.** Gelenksübungen 14 – 16 x durchführen.

▶ **5.** Rechte Handfläche an die Schläfe legen und mit dem Kopf dagegen drücken. Nach 10 Sek. lösen und lockern. Mit der linken Seite wiederholen.

Im Sitzen:

▶ **6.** Oberkörper nach vorne beugen. Kopf mit den Händen abstützen. Tief ein- und ausatmen.

▶ **7.** Arme nach vorne strecken, Fingerspitzen nach oben strecken. Gegengleich rechten und linken Arm nach vorne schieben. 10 x durchführen.

▶ **8.** Arme in Schulterhöhe anwinkeln und Finger ineinander verhaken. Oberkörper so weit wie möglich abwechselnd nach rechts und links drehen, ohne dabei den Kopf zu bewegen.
10 x durchführen.

In Bauchlage: Kopf nach unten:

▶ **9.** Rechten Arm nach vorne strecken, den linken nach unten. Den Oberkörper leicht anheben und den Bauch fest in den Boden drücken. Abwechselnd die Arme nach vorne und unten schieben.

In Rückenlage: Beine sind aufgestellt:

▶ **10.** Gerade Sit-ups: Mit den Fingerspitzen die Ohren antippen. Einatmen und beim Ausatmen den Oberkörper nach vorne heben und wieder senken. In der Ruheposition wieder einatmen.
8 – 10 x durchführen.

▶ **11.** Schräge Sit-ups: Mit den Fingerspitzen die Ohren antippen. Einatmen und beim Ausatmen den Oberkörper heben. Mit dem rechten Ellbogen zum linken Knie tippen und umgekehrt.
8 – 10 x durchführen.

▶ **12.** Lendenwirbelsäule dehnen: die Knie beugen und zum Bauch ziehen. Die Hände umfassen die Knie und verstärken den Druck. Position halten und mehrere Male tief ein- und ausatmen.

Im Vierfüßlerstand:

▶ **13.** Zwischen Katzenbuckel und Hohlkreuz wechseln und dabei die Wirbelsäule mobilisieren. Die Geschwindigkeit während der Übung wechseln.

Hausmittel

Was sind Hausmittel?

Hausmittel entspringen sehr oft dem überlieferten Wissen von Frauen, die immer schon für die Gesundheitserhaltung ihrer Familienmitglieder Sorge trugen. Vor allem früher und in abgelegenen Gegenden mussten sie mit einfachen und natürlichen Mitteln zurecht kommen. In unsere Sammlung fließen deshalb zahlreiche Tipps unserer Mütter und anderer Frauen ein, weil sie über einen gelebten Erfahrungsschatz verfügen.

Im Wörterbuch ist unter „Hausmittel" folgende ganz klare Definition zu finden: „Ein Hausmittel ist eine **einfache** medizinische Maßnahme, die privat, oft familiär überliefert wird und die mit einfachen häuslichen Mitteln durchführbar ist. Hausmittel stammen damit aus dem Laiensystem, sind aber auch Hausärzten und Hausärztinnen oft bekannt. Hausmittel stehen der Pflanzenheilkunde oder allgemein der Naturheilkunde nahe. Oft werden bestimmte Nahrungsmittel oder Tees, Wickel, warme oder kalte Anwendungen und Bäder verwendet."

Manchmal erfordern Hausmittel etwas Geduld und auch ein rechtes Maß an Durchhaltevermögen. Auf Dauer schult sich jedoch das Körperbewusstsein und es wird immer klarer, was der eigene Körper braucht und was ihm guttut.

In diesem Sinne, viel Gesundheit!

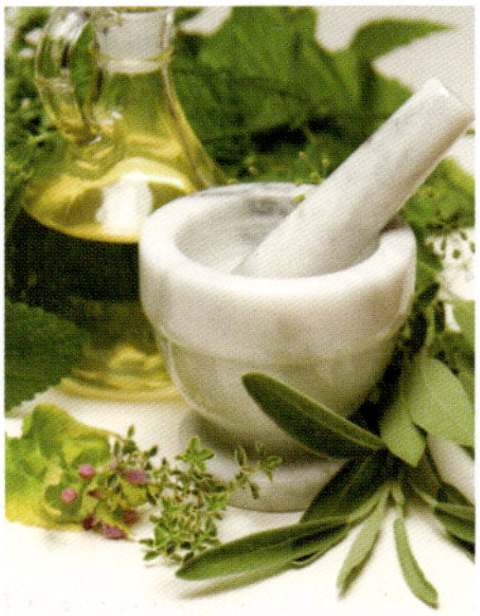

HAUSMITTEL FINDEN IHRE VERWENDUNG ALS:

- Vorsorgemaßnahmen und Abhärtungsmittel für den Körper
- Ausheilung bei kleineren Beschwerden
- begleitende Maßnahmen bei länger andauernden Krankheiten

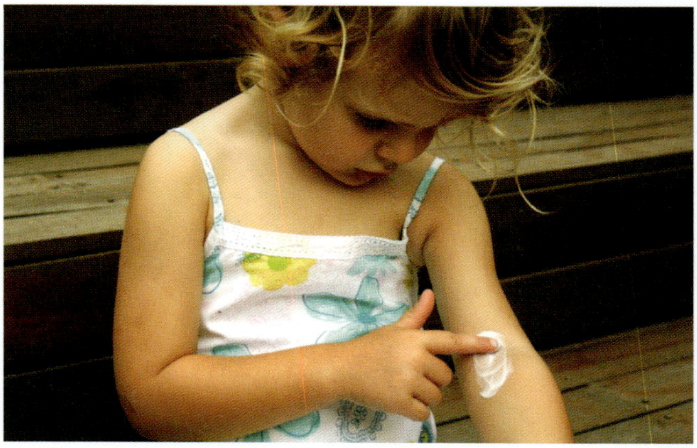

Die kleine Hausmittelapotheke

Wir sprechen hier nicht von verschiedenstem Verbandszeug, Pflaster, Medikamenten für chronische Leiden, Schmerz- und Desinfektionsmitteln, Fieberthermometer, verschiedenen Salben, Gels, Tropfen ... Diese Dinge sollten immer vorrätig sein. Wir möchten einige Mittel anführen, die einerseits zum Teil in jedem Haushalt bereits vorhanden sind, andererseits auch ohne großen Aufwand ergänzt werden können.

Basisausstattung

Arnikatinktur hemmt Entzündungen, ist durchblutungsfördernd und schmerzlindernd. Sie hilft bei Prellungen, Quetschungen und Blutergüssen. Die Arnika steht unter Naturschutz! Wer sich die Tinktur selbst ansetzen will, greift am besten auf die amerikanische Wiesenarnika zurück, die als Steingartenpflanze problemlos angebaut werden kann.

Ätherische Öle dienen der Behandlung von Erkältungskrankheiten (Eukalyptus, Latschenkiefer) und Kopfschmerzen (Pfefferminze), wirken stimmungsaufhellend (Rose, Zitrusfrüchte) oder beruhigend und konzentrationsfördernd (Lavendel, Melisse), können aber auch gezielt gegen Viren und Bakterien (Teebaumöl) vorgehen.

Badethermometer Einfache Wasseranwendungen wirken oftmals Wunder. Die benötigte Temperatur kann mit Hilfe eines entsprechenden Thermometers genau bestimmt werden.

Baldriantropfen fallen in die Gruppe der Tinkturen, deren Einsatzgebiet nervöse Unruhe, Prüfungsängste, Schlafstörungen und Wetterfühligkeit sind.

Beinwellsalbe wird bei Knochenbrüchen eingesetzt, fördert die Gewebebildung und den Knochenaufbau. Einreibungen und Auflagen mit Salbe oder Tinktur können bei Zerrungen, Verstauchungen, Schleimbeutelentzündungen und rheumatischen Beschwerden gute Erfolge erzielen.

Bienenwachskompresse Im Gegensatz zur Schmalz-Zwiebelkompresse, die viele von uns aus der Kinderzeit kennen, ist die Bienenwachskompresse beliebt bei Jung und Alt. Auf der Brust aufgetragen, entfaltet sie eine wohlige Wärme und einen angenehmen Duft.

Franzbranntwein dient zum Kühlen, zur Anregung der Durchblutung und wird oftmals bei Rheuma, bei Zerrungen, Verstauchungen, Prellungen, Blutergüssen eingesetzt. Er darf allerdings nur auf intakter Haut verwendet werden.

Heilerde ist reich an Mineralien und kann innerlich und äußerlich verwendet werden. Im Magen bindet sie überschüssige Säuren und Krankheitserreger, beruhigt irritierte Schleimhäute und wirkt entgiftend. Äußerlich angewandt dient sie der Haut- und Körperpflege und hilft bei Neurodermitis, bei Entzündungen und Ekzemen.

Heublumen können als Droge oder Fertigkissen sowohl in der Apotheke, zur Weiterverarbeitung für Kissen, Säcke, Bäder, Hemden (siehe grippale Infekte) als auch beim Bergbauern besorgt werden. Für Kneipp waren die Heublumen das Mittel der Wahl in der Behandlung von Schmerzen, zur Stärkung des Bindegewebes und der Immunabwehr, bei degenerativen Erkrankungen des rheumatischen Formenkreises, bei Nieren-/Blasenleiden und bei vegetativen Störungen im Magen-Darmtrakt.

Johanniskrautöl gehört zur Standardausstattung einer natürlichen Hausmittelapotheke. Es besitzt wundheilende, leicht antibiotische und entspannend-beruhigende Eigenschaften. Johanniskrautöl ist unerlässlich bei Hexenschuss und Nervenschmerzen, bei Verstauchungen, Gürtelrose, Rückenschmerzen, zur Haut- und Wundpflege und wird auch innerlich zur Behandlung von nervösen Magenbeschwerden oder Oberbauchschmerzen verwendet (siehe Kräuter).

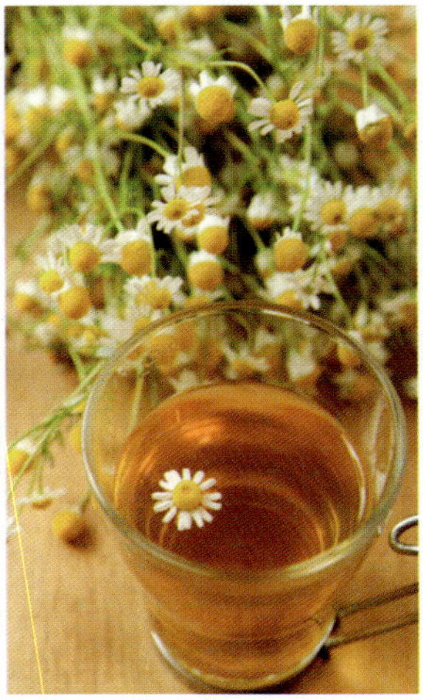

Kräutertees Ein kleiner Vorrat an verschiedenen Teesorten sollte in jedem Haushalt anzutreffen sein. Kräuter wirken ja nicht nur heilend, sondern dienen dem Wohlbefinden im Allgemeinen und sind nebenbei auch ein genussvolles Getränk. Es ist allerdings wenig sinnvoll, sich aus Angst vor einer möglichen Störung oder Krankheit bereits im Vorfeld mit einer Riesenpalette an verschiedenen Pflanzen einzudecken. Wichtiger ist es zu wissen, auf welches Kraut man im Falle eines Falles zurückgreifen kann.

Hausmittel aus der Speisekammer

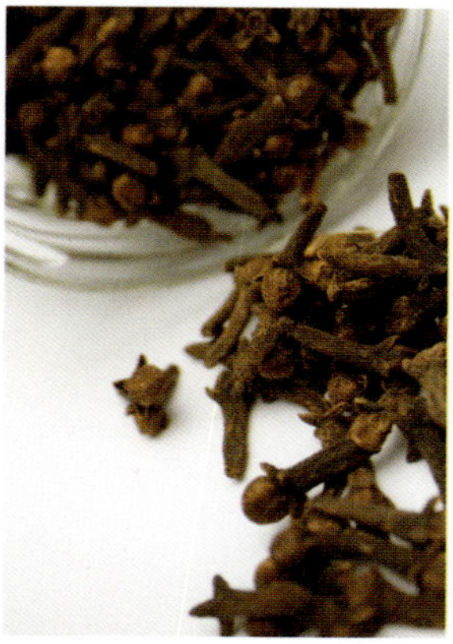

Apfelessig liefert Vitamin B und C, reichlich Kalium und Magnesium und erweist sich als vielseitiges Heilmittel zur Förderung der Verdauung, zur Desinfektion (keimtötend) und zur Anregung des Stoffwechsels.

Gewürznelken haben ähnliche Eigenschaften und können auch örtlich betäubend wirken (Zahnschmerzen). Ihr ätherisches Öl bekämpft Bakterien und Viren und leistet bei Entzündungen in der Mundschleimhaut gute Dienste.

Honig wirkt leicht antibiotisch und wundheilend, regt die Verdauung an, beruhigt Husten, stärkt die Nerven und die Schleimhäute.

Ingwer regt die Magen- und Darmaktivität an, beruhigt den Verdauungstrakt und leitet Giftstoffe aus dem Darm aus. Er kann auch bei Schwächezuständen und zur Stärkung des Immunsystems eingesetzt werden. Er ist hilfreich gegen Reiseübelkeit und sorgt für eine bessere Durchblutung.

Kohl wurde früher als Arzt der Armen bezeichnet. Sowohl als Salat, als Gemüse und auch als Sauerkraut ist er reich an verschiedenen Vitaminen und dient als Auflage bei Gelenksschmerzen.

Kartoffeln sind in Form von Packungen vielseitig genutzte Heilmittel zur Behandlung von Nacken- oder Rückenschmerzen, Husten, Eiterherden und Gelenksbeschwerden. Dem hohen Vitamin-C-Gehalt verdanken sie den Namen „Zitrone des Nordens".

Leinsamen finden durch ihren hohen Schleimgehalt vielseitige Anwendung. Sowohl als Brei bei Verstopfung und chronischer Stuhlträgheit, als Gurgelmittel bei Entzündungen im Mund, aber auch als Auflage bei Geschwüren, bei Bauchschmerzen, Ischias und Rheuma entfalten sie heilsame Kräfte.

Meersalz: Salz ist seit Urzeiten ein Allheilmittel, das vielfach eingesetzt werden kann. Es wirkt schmerzlindernd, stärkt das Bindegewebe, entgiftet und fördert Kreislauf und Stoffwechsel. Während Kochsalz nur aus Natriumchlorid besteht, enthält Kristall- oder Meersalz viele wertvolle Mineralien und Spurenelemente und kann sowohl innerlich als auch äußerlich verwendet werden.

Natron kann überschüssige Säure binden und entfaltet seine Heilkraft bei Blasenentzündung und Sodbrennen.

Naturjoghurt hat wie Quark entzündungshemmende, schmerzlindernde und kühlende Eigenschaften. Zudem können seine Milchsäurebakterien die Magen-, Darm- und Vaginalflora positiv beeinflussen.

Quark (Topfen) hilft bei Halsschmerzen, bei verschiedenen Entzündungen der Haut, bei Brustentzündungen, bei Gelenksschmerzen und bei Sonnenbrand.

Traubenzucker wird zur Herstellung einer Elektrolytlösung bei Durchfall oder Unterzucker verwendet.

Zimtstangen erwärmen und beleben. Sie wirken antimikrobiell und stimmungsaufhellend. Ihren Einsatz finden sie bei Heiserkeit, bei Durchfall und seelischen Tiefs.

Zitronen sind ein reicher Vitamin-C-Spender, stärken die Abwehrkräfte und können Bakterien und Viren bekämpfen.

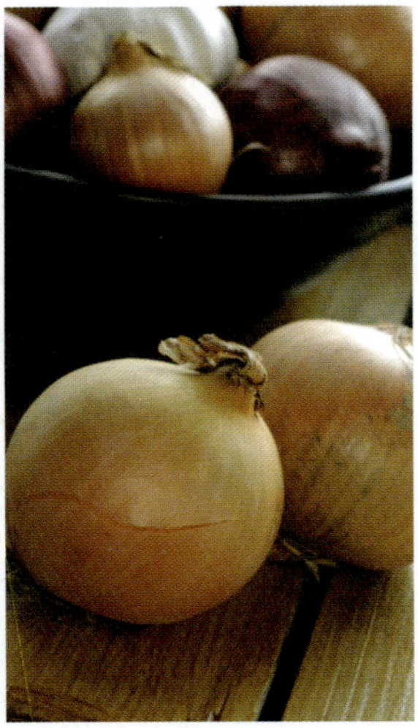

Zwiebeln sollten bei Ohren- und Halsschmerzen, bei Insektenstichen, aber auch zur Behandlung von Erkältung und Husten nicht fehlen. Ihre ätherischen Öle wirken schleimlösend, antibakteriell und desinfizierend.

Beschwerden

Allgemeine Maßnahmen zur Gesunderhaltung

Die Wahrscheinlichkeit, Krankheiten schneller auszuheilen und gesund zu bleiben, ist durch eine ausgeglichene Lebensform gegeben, aber niemals garantiert. Wir Menschen haben nicht alles im Griff. Eine Krankheit ist oft ein wichtiger Lernprozess oder eine Entscheidungshilfe im Laufe des Lebens. Gerade bei grippalen Infekten haben wir oftmals gute Möglichkeiten, diese mit Hausmitteln und Ruhepausen abzuschwächen, zu verkürzen oder gar abzuwenden.

Tipps und Tricks zur Stärkung der Abwehrkräfte

- **Sich bewegen bringt Segen:** Regelmäßige Bewegung in ausgeglichenem Maß macht glücklich.
- **Abhärten mit kaltem Wasser:** Die Kneippschen Anwendungen bieten gute Möglichkeiten, den Körper auf natürliche und einfache Art und Weise zu stärken.
- **Ausgewogene Ernährung und genügend Flüssigkeit:** Auf Dauer schadet Übergewicht dem Körper genauso wie Übersäuerung. Frischen und saisonalen Lebensmitteln mit viel Obst und Gemüse sollte der Vorzug gegeben werden, und wenn es nötig ist, kann eine Ernährungsumstellung mit professioneller Hilfe angegangen werden.

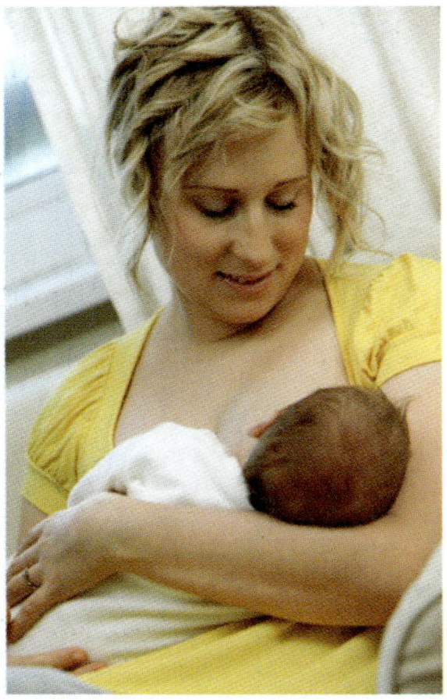

- **Stress abbauen:** Dies gelingt durch Neinsagen und Prioritätensetzen, durch Entspannung oder autogenes Training und vor allem in jenen Momenten, die der eigenen Seele guttun. Stress äußert sich durch folgende Signale: häufiges Grübeln, Übergenauigkeit, Selbstzweifel, ungesunder Ehrgeiz, Problemewälzen sogar im Schlaf, beim Aufstehen lustlos und ausgelaugt sein, sich immer angespannt fühlen, nicht abschalten können.
- **Tipp für junge Mütter: das Kind selbst stillen:** Die Muttermilch versorgt das Kleinkind mit vielen wertvollen Schutzstoffen.
- **Für einen erholsamen und tiefen Schlaf sorgen:** Im Schlaf wird nicht nur das Erlebte aller Ebenen aufgearbeitet, sondern Körper, Geist und Seele regenerieren. Ein erholsamer Schlaf trägt zum Aufbau von Energie und Wohlbefinden bei.

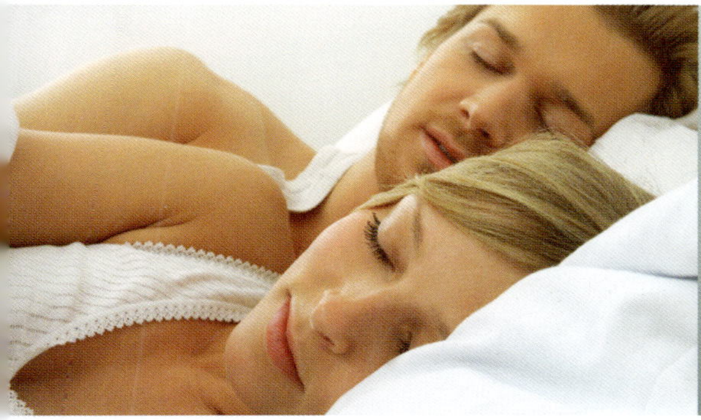

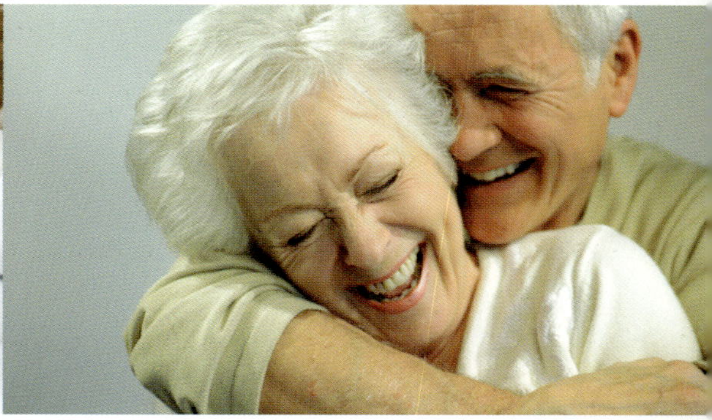

- **Sich gesund lachen:** Es gibt viele Gründe, froh und glücklich zu sein. Manchmal sind sie nicht sichtbar. Eine positive Lebenseinstellung sowie Humor und Gelassenheit erleichtern es, den Dingen und den Menschen zu begegnen.
- **Selbst Verantwortung übernehmen:** Gesundheit ist eine persönliche Sache! Ärzte und Ärztinnen, Heilpraktiker und Heilpraktikerinnen, Tipps und Tricks und alle Ratgeber der Welt nützen nichts, wenn die Person selbst nicht mitmacht.

Tägliche Übungen für eine starke Abwehr

Ölziehen

So wird's gemacht: 1 TL kalt gepresstes Sonnenblumenöl vor dem Frühstück in den Mund nehmen und durch kauende und ziehende Bewegungen mit Speichel vermischen. Der Vorgang dauert so lange, bis das Öl ganz weiß geworden ist, d.h. ca. 10 Minuten. Das Öl auf keinen Fall schlucken, sondern ausspucken und den Mund gründlich mit Wasser ausspülen. Waschbecken oder Kloschale sorgfältig reinigen.

Immunstimulation durch Massage

Die Energiepunkte, die sich am seitlich äußeren Ende der Beugefalte des angewinkelten Ellbogens (beidseitig) befinden, mehrmals am Tag leicht massieren. Sie sind dem Dickdarm zugeordnet und hemmen die Infektanfälligkeit.

Kinesiologische Übung zur Anregung der Thymusdrüse

Die Thymusdrüse ist ein wichtiges Immunorgan und kann durch das tägliche Abklopfen stimuliert werden. Dazu am Morgen breitbeinig hinstellen, mit den Fäusten leicht auf die Mitte des Brustbeines klopfen und die Übung mit einem lockeren „AAAA" begleiten.

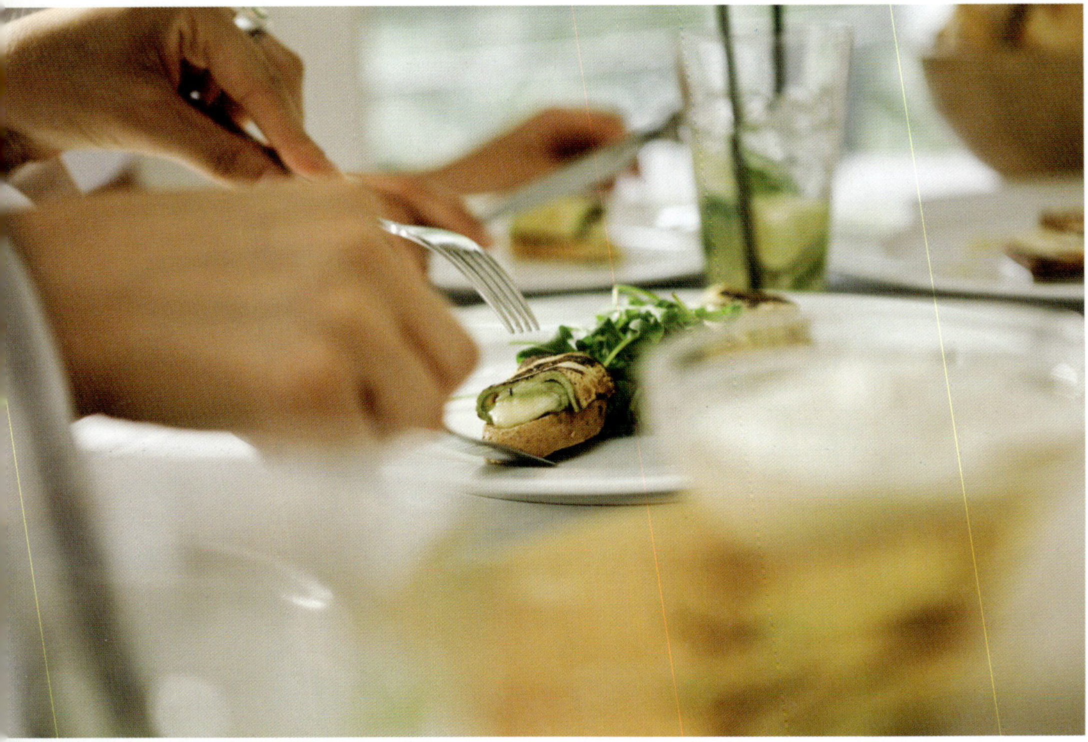

Entschlacken

Unser Leben bietet ein Übermaß an Lebens- und Genussmitteln. Dementsprechend wird unser Körper auch oft überfordert. Sich der eigenen Gesundheit eine Chance geben, heißt auch, täglich etwas für die Entschlackung zu tun durch:

- regelmäßige Bewegung, d.h. eine halbe Stunde täglich
- ausgewogene vitalstoffreiche Ernährung
- jede Mahlzeit mit einem Glas Wasser beginnen
- Zeit und Ruhe für's Essen und dabei stets gut kauen
- viel Wasser trinken
- Kochsalzzufuhr einschränken
- einmal wöchentlich/monatlich einen Obst-, Gemüse- oder Safttag zum Entschlacken einlegen. Dazu eignen sich besonders Neumond- oder Vollmondtage.

AUS DER PFLANZENAPOTHEKE

Selleriewurzeltee: Die gereinigte Wurzelknolle fein reiben. 1 EL davon mit 1/4 l Wasser überbrühen, 15 Minuten ziehen lassen und abseihen. Ziemlich warm am Morgen auf nüchternen Magen und abends eine Dreiviertelstunde vor dem Schlafengehen trinken. Dies für 3 Wochen, dann für 3 Wochen auslassen und anschließend nochmals 3 Wochen lang wiederholen.

Brennnessel, Löwenzahn, Ackerschachtelhalm, grüner Hafer wirken ebenfalls entschlackend.

ERNÄHRUNG

Auf vitaminstoffreiche Kost achten, fettarm zubereiten und versteckte Fette in Wurstwaren und Käse vermeiden.

Wöchentliche Entschlackungstage einbauen.

Basische Lebensmittel, z.B. grüner Salat, Fenchel, Kohl, Spinat, getrocknete Feigen, Rosinen, Petersilie ..., beugen einer Übersäuerung vor.

WASSERANWENDUNGEN

- **Wechselduschen**
- **Bauchwaschung**
- **Lymphdrainage mit Weizenkeimöl** strafft das Gewebe.

LEBENSORDNUNG

Hier eine kleine mentale Trickkiste:

- Setzen Sie sich selbst in den Mittelpunkt Ihrer Aufmerksamkeit.
- Fixe Zeiten für das Training einplanen und im Terminkalender eintragen.
- Weniger ist mehr! 1/3 der Kraft für schwere Zeiten zurückbehalten.
- Der Lust nach Süßem durch eine Sport- oder Trinkpause davonlaufen.
- Urlaub und Wochenende sind ideal für einen Neustart. Routine ist tödlich für ein erfülltes Leben und für den Aufbruch zu neuen Ufern.
- In der Gruppe ist die Motivation höher und es geht leichter.
- Planen Sie Ihr großes Ziel langfristig und erledigen Sie Tag für Tag Ihr Etappenziel.

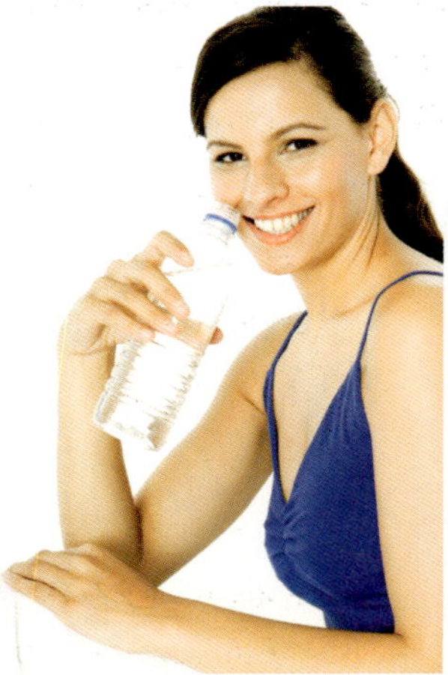

Hoher Cholesterinspiegel

TIPPS ZUR VORSORGE

- Fettarme und vitalstoffreiche Ernährung.
- Mehr Fisch (Omega-3-Fettsäuren) erhöht das gute Cholesterin.
- Viel Bewegung, v.a. Ausdauersport.
- Einen harmonischen Lebensrhythmus anstreben durch geregelte Zeiten und Rituale.
- Verzicht auf Suchtmittel.

AUS DER PFLANZENAPOTHEKE

Ehrenpreis- und **Grüntee-**Kuren tragen zur Senkung des Cholesterinspiegels bei.

Präparate aus der **Artischocke** bewirken durch ihren Bitterstoffgehalt ein Absinken der Blutfette und die Verringerung des Cholesterins.

Die häufige Verwendung von **Bergbohnenkraut**, **Oregano** und **Knoblauch** wirkt leicht cholesterinsenkend.

Kurkuma ist ein Gewürz und sollte häufig in verschiedensten Speisen Verwendung finden.

ERNÄHRUNG

Davon sollte täglich etwas auf dem Teller sein: frisches Obst und Gemüse, Hülsenfrüchte, Nüsse und Samen, Vollkornprodukte sowie kalt gepresste Samenöle.

Einmal in der Woche einen **Apfeltag** einschieben. Die Äpfel können sowohl frisch als auch gekocht gegessen werden. Das hilft nicht nur der Figur, sondern bringt auch das Cholesterin ins richtige Lot.

Molketrinkkur zur Entlastung und zur Nahrungsumstellung: Für eine Woche täglich einen Liter Diätkurmolke (Reformhaus) über den Tag verteilt trinken. Dazwischen abwechseln mit Mineralwasser, ungesüßten Kräutertees und ungesalzener Gemüsebrühe. Zusätzlich pro Tag 80 ml Frischpflanzensaft trinken. Dazu eignen sich besonders Löwenzahn, Weißdorn, Brennnessel.

Hafer und Haferflocken enthalten viel Kieselsäure, Vitamin B und Mineralstoffe. Häufiger Hafergenuss kann nicht nur die Leistung steigern und die geistigen Kräfte aktivieren, sondern auch den Cholesterinspiegel senken. 120 g Haferkleie, 130 g Bohnen oder 200 g Gelbe Rüben täglich ermöglichen eine Senkung des Cholesterinwertes von bis zu 20 Prozent.

WASSERANWENDUNGEN

- **Luftbäder**
- **Trockenbürsten**
- Regelmäßige **Saunabesuche**

BEWEGUNG

Tägliche Spaziergänge und Ausdauersportarten an der frischen Luft für mindestens 20 Minuten.

LEBENSORDNUNG

Progressive Muskelrelaxation nach Jacobson trainieren: die bewusste Anspannung und Entspannung der Muskulatur und der Gefäße.

Erkältungskrankheiten und grippale Infekte

TIPPS ZUR VORSORGE

- Möglichst durch die Nase und nicht durch den Mund atmen, um Krankheitserreger und Kältereize abzufangen.
- Nicht rauchen!
- Wechselgüsse am Morgen.
- Viel Vitamin C durch die Ernährung und eventuell auch durch zusätzliche Präparate einnehmen: Sonnenhut, Honigwaben oder Blütennektar, Gelee Royal.
- Viel Zwiebel und Knoblauch im Speiseplan stärken Immunabwehr und Schleimhäute.
- Wohnklima: nicht mehr als 22 Grad, in Schlafzimmern Temperatur niedrig halten.
- Für Frischluft und Luftfeuchtigkeit sorgen.
- Viel trinken, auch Tees zur Stärkung der Abwehr: Linde, Holunder, Hagebutte.
- Regelmäßiger Saunabesuch.

AUS DER PFLANZENAPOTHEKE

Tee aus Thymian, Linden- und Kamillenblüten zu gleichen Teilen wirkt unterstützend, schweißtreibend, bakterientötend und entzündungshemmend. Durch den Zusatz von Melissenblättern wird eine allgemein beruhigende Wirkung erzielt. Zubereitung: 1 TL der Mischung mit 1/4 l kochendem Wasser überbrühen, 5 Minuten ziehen lassen.

Holunderblüten und Lindenblüten zu gleichen Teilen wirken fiebersenkend und schweißtreibend. Zubereitung: 2 TL auf 1/4 l kochendem Wasser, 10 Minuten ziehen lassen. Eventuell Honig, Apfel- und Zitronensaft beifügen. Anwendung: bei Fieber 3 x täglich.

Ingwertee oder **-milch** mit Honig wirkt stark erwärmend, sollte aber nicht bei hohem Fieber eingenommen werden.

ERNÄHRUNG

Sanddorn, **Kiwi**, **Paprika**, **Sauerkraut**, **Zitrusfrüchte** gehören zu den stärksten Vitamin-C-Lieferanten.

Im Übrigen gilt bei Fieber der Grundsatz: **wenig essen und viel trinken**. Bereits Paracelsus wusste: *„Füttert man einen Kranken, füttert man seine Krankheit."*

WASSERANWENDUNGEN

- Zu Beginn eines Infektes: **ansteigendes Fußbad**, wirkt schweißtreibend
- Bei Fieber: **kalte Wadenwickel mit Essig**
- Bei Schüttelfrost: **heißes Fußbad mit Thymian**
- Zur Schweißbildung: **Ganzkörperwaschung**

Nasse Socken: Baumwollsocken in kaltes Wasser tauchen und auswringen. Anziehen und ein zweites Paar Wollsocken drüberziehen. Man kann diese Socken ein paar Stunden oder über Nacht einwirken lassen. Wichtig ist dabei, dass man nicht fröstelt.

Heublumenhemd: Es dient vor allem zur Bekämpfung von Erkältungskrankheiten bei Kindern. So wird's gemacht: 3 Handvoll Heublumen werden mit 1 l Wasser übergossen und für 5 Minuten gekocht. Ein zusammengerolltes Leinenhemd in den abgeseihten Absud tauchen, auswringen und dem Kind überziehen. Mit der Bettdecke gut zudecken und 1/2 Stunde einwirken lassen.

LEBENSORDNUNG

Schlafen, schlafen, schlafen heißt die Devise. Schonung gibt dem Körper die Möglichkeit, seine Selbstheilungskräfte zu aktivieren und dadurch die Krankheit zu überwinden. Besonders stressgeplagte Menschen brauchen manchmal auch diese Form der Aus-Zeit.

Omas Schatz: Doktorsuppe

2 Zwiebeln, 4 Knoblauchzehen, 2 Karotten, 2 Kartoffeln, 1 Selleriewurzel, etwas Petersilie, Majoran, Thymian, 1/2 Huhn werden in 1,5 l Wasser gekocht. Alles wird gut mit dem Rührstab durchgemixt und mit wenig Kräutersalz gewürzt.
Eine Suppe, die nicht nur für Kranke gesund ist.

Bronchitis und Husten

TIPPS ZUR VORSORGE

- Viel trinken, damit die Schleimhäute feucht gehalten werden.
- Viel Bewegung im Freien, vor allem Waldspaziergänge.
- Für ein gutes Raumklima sorgen durch: regelmäßiges Lüften, angemessene Luftfeuchtigkeit und Temperatur.
- Mundatmung meiden und nicht rauchen.
- Bei einem nächtlichen Hustenanfall: aufrecht sitzen.
- Vermeidung von kalten Füßen.
- Wechselduschen, Trockenbürsten, kalte Leibwaschung, Sauna.
- Dreiwöchige Teekur mit Hagebutte, Linde und Holunder zur Stärkung der Immunabwehr.
- Einnahme von Echinacea purpurea (Apotheke).

AUS DER PFLANZENAPOTHEKE

Pflanzen mit ätherischen Ölen wie **Thymian**, **Fenchel**, **Anis** und **Eukalyptus** können zur Beruhigung der Atemwege beitragen. Schleimhaltige Pflanzen wie Schlüsselblume, Königskerze, Huflattich, Isländisch Moos, Malve, Eibisch wirken reizlindernd.

Der **Salbei** als Gerbstoffdroge bringt geschwollene Schleimhäute zum Abklingen.

Salbei-Hustenwein: 1 Handvoll Salbeiblätter in 1/4 l Weißwein 10 Minuten auf kleiner Flamme kochen und abseihen. Sobald der Wein leicht abgekühlt ist, werden 2 EL Honig eingerührt. Den Hustenwein in eine Flasche füllen, kühl lagern und innerhalb einer Woche verbrauchen.

Stamperlweise getrunken, hilft er besonders gut bei Reizhusten.

Eibischwurzeltee: Durch seine Schleimstoffe vermag er gereizte Schleimhäute zu beruhigen und den Bakterien den Nährboden zu entziehen. Mehrere Stunden kalt ansetzen, abseihen und zum Trinken leicht erwärmen.

Thymian-Fenchel-Anis-Tee wirkt krampflösend und ist besonders bei Keuchhusten empfehlenswert. Dazu nimmt man doppelt so viel Thymian wie Fenchel und Anis und bereitet davon einen Teeauszug.

Spitzwegerichsirup aus der Apotheke wirkt antibakteriell und schleimlösend.

ERNÄHRUNG

Rettichsaft: Einen schwarzen Rettich aushöhlen, in den Boden ein Loch bohren und in die Mulde Honig einfüllen. Den Rettich auf ein Glas oder eine Tasse setzen. Nach mehreren Stunden fließt eine sirupartige Flüssigkeit ab, die gut eingespeichelt mehrmals am Tag eingenommen wird.

Omas Schatz: Zwiebel-Saft

Eine Zwiebel fein zerhacken und mit 3 EL Kandiszucker verrühren. Den Ansatz mehrere Stunden durchziehen lassen, dann mit Hilfe eines Tuches auspressen

WASSERANWENDUNGEN

- **Ansteigendes Fußbad, kalte Oberkörperwaschung**
- **Inhalationen mit Kamille und Thymian:** Der Dampf wird abwechselnd tief durch Mund und Nase eingeatmet.
- **Warme Kartoffel- und Zwiebelwickel** leisten besonders bei Heiserkeit gute Dienste.
- **Bibernelltropfen** helfen gegen Heiserkeit.

SCHON GEWUSST?

Ein paar Tropfen Kräuteröl in der Duftlampe oder feucht-nasse Tücher auf dem Heizkörper sorgen für eine ideale Raumluft.

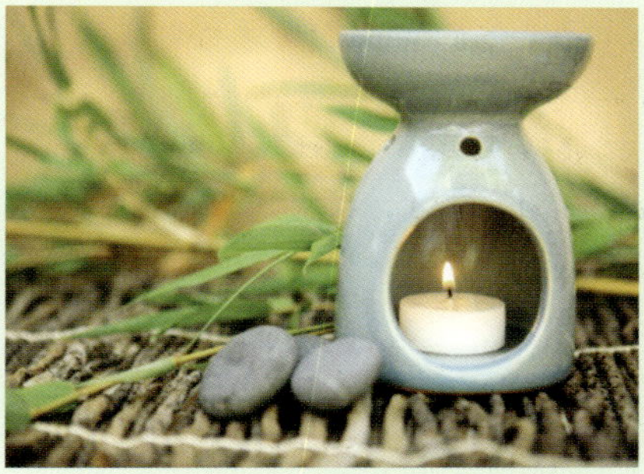

Schnupfen

TIPPS ZUR VORSORGE

- Immunsystem stärken durch reichlich Vitamin C (Sanddorn, schwarze Johannisbeere, Zitrusfrüchte, Hagebuttentee ...).
- Viel Wasser trinken (1 bis 2 Liter täglich).
- Abhärtung durch Wechselduschen und Sauna.
- Viel Bewegung an der frischen Luft.
- Weg von der Zigarette: Zigarettenrauch schwächt die Abwehr und zerstört die Schleimhäute.
- Trockene Raumluft, starke Temperaturschwankungen und Zugluft vermeiden.
- Vorbeugend täglich Nasenduschen mit Salzwasser (1 TL Salz auf 1 Glas lauwarmes Wasser). Einfach zu handhabende Geräte können in der Apotheke erworben werden.
- **Apfelessigkur für 3 Wochen:** Trank vor dem Frühstück. 2 TL Apfelessig, 1 TL Honig, 1 Glas Wasser oder Apfelsaft.

AUS DER PFLANZENAPOTHEKE

Mini-Inhalation zum freien Atmen: Eukalyptus- oder Pfefferminzöl auf ein Taschentuch träufeln und bei Bedarf vor Mund und Nase halten.

Schleimlösender Tee bei zähem Schleim: Primelwurzel und Königskerze zu gleichen Teilen; 2 TL davon mit 1/4 l kochendem Wasser übergießen; 10 Minuten ziehen lassen; 3 Tassen täglich trinken, eventuell mit Honig süßen (gilt nicht für Diabetiker).

ERNÄHRUNG

Bienenwaben (ungeschleudert) mit Honig (beim Imker erhältlich): Ein paar Mal täglich ein kleines Stück davon gemeinsam mit 4 Fenchel- oder Anissamen kauen. Wird auch vorbeugend angewandt.

MERKE: Nicht mit Druck schnäuzen (trompeten). Bei Kleinkindern das Sekret mit sanftem Druck von oben nach unten ausstreichen.

WASSERANWENDUNGEN

- **Temperaturansteigendes Armbad, ansteigendes Fußbad**
- **Leinsamenkompresse** öffnet die Nasennebenhöhlen.
- **Isotonische Kochsalzlösung**, besonders gut für Kinder geeignet. Dazu werden 0,9 g Kochsalz in 100 ml Wasser gelöst und mit einer Pipette in die Nase geträufelt.
- **Emser Salz** (Apotheke): 1 TL Emser Salz in 125 ml Wasser aufkochen. Nach dem Abkühlen in ein Fläschchen mit Tropfenzähler füllen und

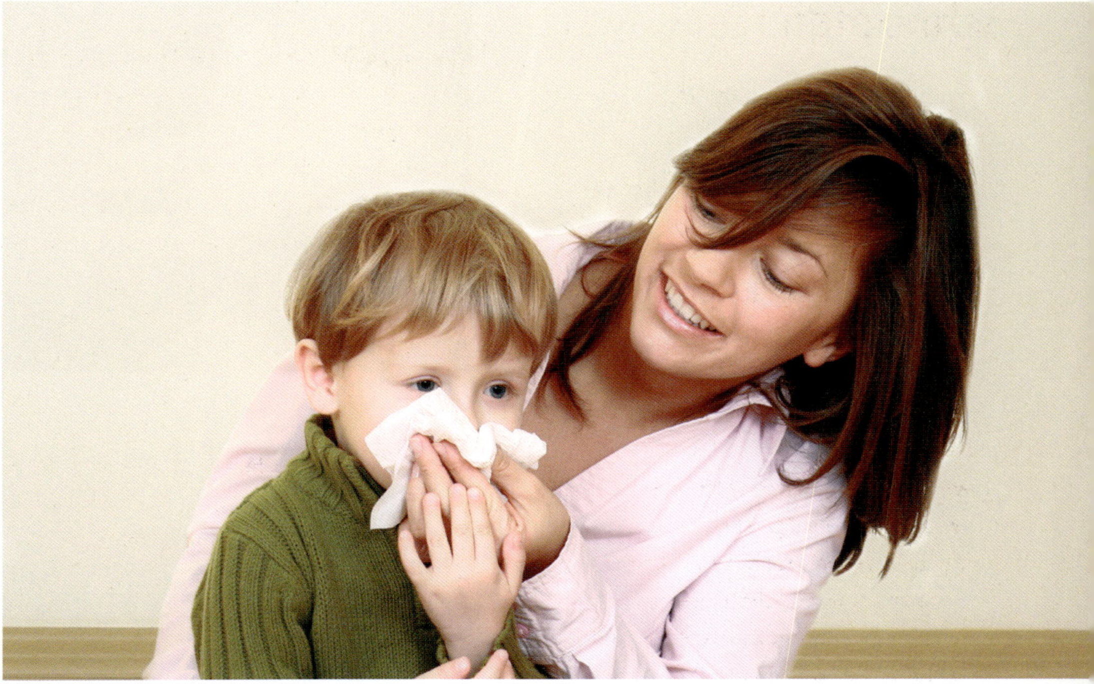

mehrmals täglich in jedes Nasenloch 3 Tropfen träufeln. Bei Halsschmerzen gurgeln oder Emser-Salz-Pastillen lutschen.

- **Kamillen-Dampfbad** täglich 2 bis 3 x (2 EL Kamille auf 1 l kochendes Wasser). Die ätherischen Öle der Kamille sind stark entzündungshemmend. Eventuell auch mit Teebaumöl kombinieren!
- **Inhalationen** mit ätherischen Ölen wie Eukalyptus, Latschenkiefer, Wacholder, Teebaum. Zubereitung: 3 bis 5 Tropfen auf 1 l heißes Wasser. Merke: Ätherische Öle können Allergien hervorrufen und sind für Kleinkinder nicht geeignet.

Nasenmassage: Mit dem rechten und linken Zeigefinger abwechselnd den Bereich zwischen Nase und Oberlippe quer reiben: Diese Maßnahme macht die Nase frei und verbessert den Geruchssinn.

Kopfschmerzen

TIPPS ZUR VORSORGE

- Viel Wasser trinken über den ganzen Tag verteilt, immer in kleinen Schlucken.
- Stressabbau durch Entspannungsübungen, Massagen und gezielte Ruhepausen.
- Bewegung und Aufenthalt an der frischen Luft.
- Fleißiges Lüften der Wohnräume.
- Vermeidung oder Reduzierung von Genussgiften (Kaffee, Nikotin, Alkohol, Fett, Zucker).
- Gesunde, ausgewogene Ernährung.
- Richtiges Sitzen, Tragen, Liegen, Stehen, Heben.
- Äußere schädliche Einflüsse vermeiden (zu enge bzw. synthetische Kleidung, hochhackige Schuhe, Reizüberflutung, haltungswidrige Betten und Arbeitsplätze).

SCHON GEWUSST?

Stress an Widder-Tagen kann Kopfschmerz und Migräne auslösen!

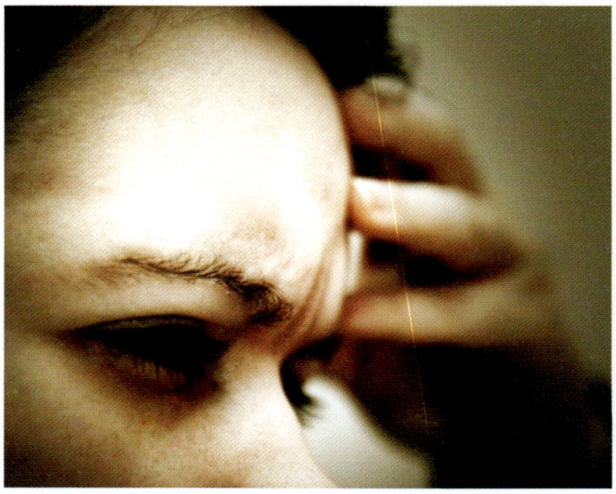

AUS DER PFLANZENAPOTHEKE

Pfefferminzöl wirkt kühlend und krampflösend. Es wird sparsam dosiert (2 Tropfen), achtsam in die Schläfen einmassiert. Die Augen müssen geschützt und die Hände nach dem Auftragen gründlich gewaschen werden. Weitere Aromaöle gegen Kopfschmerzen sind **Lavendel**, **Rosmarin**, **Melisse**, **Eukalyptus**.

Melissentee wirkt beruhigend und krampflösend (2 TL auf 1/4 l heißes Wasser). Kopfschmerzen, die psychische Ursachen haben, können zusätzlich zur Melisse mit **Johanniskraut** behandelt werden.

Mutterkraut und **Pestwurz** haben besonders in der Migränetherapie gute Erfolge gezeigt. Entsprechende Präparate sind in der Apotheke erhältlich.

Vorbeugend gegen Migräne eignen sich auch Teekuren mit **Schlüsselblume** und **Blättern der schwarzen Johannisbeere**.

Silberweide gilt als Aspirin der Volksmedizin (1 TL der Rinde mit 1/4 l kaltem Wasser aufstellen, bis zum Sieden erhitzen und 5 Minuten ziehen lassen).

WASSERANWENDUNGEN

- **Gesichtsguss**
- **Kaltes Armbad**
- **Kalter Knieguss**
- **Wassertreten**
- **Wechselduschen**

ERNÄHRUNG

Die Mahlzeiten sollten aus **reichlich frischem Obst und Gemüse** bestehen und regelmäßig in kleineren Portionen über den Tag gegessen werden. Das Frühstück ist besonders wichtig, damit der Blutzuckerspiegel nicht zu sehr fällt. Fertigprodukte mit Glutamaten (Geschmacksverstärker) und Farbstoffzusätzen, aber ebenso Rotwein und Schokolade können Kopfschmerzen und Migräneattacken auslösen.

BEWEGUNG

Vor allem die Bewegung an der frischen Luft löst Anspannung und Blockaden und stärkt die Muskulatur. Es ist wichtig, sich dabei nie zu überfordern. Ruckartige Bewegungen und Kampfsportarten sind nicht geeignet. Dem Zweck dienen eher Ausdauersportarten wie Wandern, Radfahren, Laufen, Gymnastik, Tanzen etc. Sie bewirken gleichzeitig die vermehrte Ausschüttung der Endorphine, die bekanntlich nicht nur glücklich machen, sondern auch das Schmerzempfinden günstig beeinflussen.

LEBENSORDNUNG

Akupressur:

- **Bei allgemeinem Druckkopfschmerz:** Mit Daumen und Zeigefinger in die Mulde zwischen Daumen und Zeigefinger der anderen Hand drücken.
- **Bei Schläfenschmerzen:** Mit dem Daumen gegen die Innenseite der großen Zehe unmittelbar unter dem Nagelbett drücken.
- **Bei Schmerzen vom Hinterkopf bis zum Nacken:** Gegen die Unterseite des großen Zehengrundgelenkes drücken.
- **Entspannung** durch Yoga, Muskelentspannung nach Jacobson, Feldenkrais usw.
- **Kopfschmerzen am Morgen** lassen sich zumeist beheben, wenn man zuerst im Bett die Kerze macht und dann noch ca. 5 Minuten in Rückenlage mit den Beinen in der Luft Rad fährt.

Omas Schatz:

Bei plötzlich auftretenden Kopfschmerzen 1 Tasse starken Kaffee mit 2 EL Zi-

Halsschmerzen

TIPPS ZUR VORSORGE

- Wärme für Hals und Brustbereich.
- Auf genügend Luftfeuchtigkeit in den Räumen achten.
- Viel trinken.
- Nicht durch den Mund atmen.

AUS DER PFLANZENAPOTHEKE

Halsweh- und Hustenhonig: Verschiedene Kräuter wie Gänseblümchen, Tannenspitzen, Veilchen, Huflattichblüten und -blätter, Eibischblüten, Spitzwegerichblätter, Malvenblüten, Thymian- und Quendelkraut, Königskerzenblüten in ihrer jeweiligen Vegetationsphase pflücken und nach und nach in Honig einlegen. Kristallisierten Honig vorher im Wasserbad bei max. 35° C verflüssigen. Das Glas hell aufstellen, täglich umrühren und ca. 8 Wochen ausziehen lassen. Den Honig eventuell noch einmal etwas verflüssigen, durch ein großes Sieb abseihen und dunkel aufbewahren.

Salbei-Gurgelwasser: Die Gerbstoffe des Salbeis bringen entzündete Schleimhäute zum Abklingen und wirken keimtötend. In 1/4 l kochendes Wasser eine Prise Salz einrühren und über 6 Salbeiblätter gießen. Nach 15 Minuten abseihen und lauwarm als Gurgellösung verwenden.

1-prozentige Salzlösung (1 TL Salz auf 1 l Wasser) zum Gurgeln hält die Schleimhäute feucht.

Halsweh-Tee: Je 20 g Kamillenblüten, Salbeiblätter und Thymiankraut werden mit 150 g siedendem Wasser übergossen und 10 Minuten ausgezogen. Sowohl als Gurgelmittel als auch als Tee verwendbar.

MERKE: Salbei kräftigt und heilt auch blutendes und entzündetes Zahnfleisch.

ERNÄHRUNG

Ingwerhonig: Fein geriebener Ingwer wird mit der gleichen Menge flüssigem Honig und ein paar Tropfen Zitronensaft gemischt. 2 bis 3 x täglich 1 TL langsam kauen und dann schlucken.

Rachenschmeichler: 1 TL Zimt in 200 ml heißer Milch ziehen lassen und mit Honig süßen. Schluckweise trinken und dabei etwas länger im Mund behalten.

Geriebener Meerrettich mit Honig vermischt und löffelweise eingenommen wirkt stark antibakteriell.

Omas Schatz:

4 Tropfen Propolis (Apotheke oder Imker) in einem halben Glas mit lauwarmem Wasser verrühren und täglich mehrmals damit gurgeln oder auch trin-

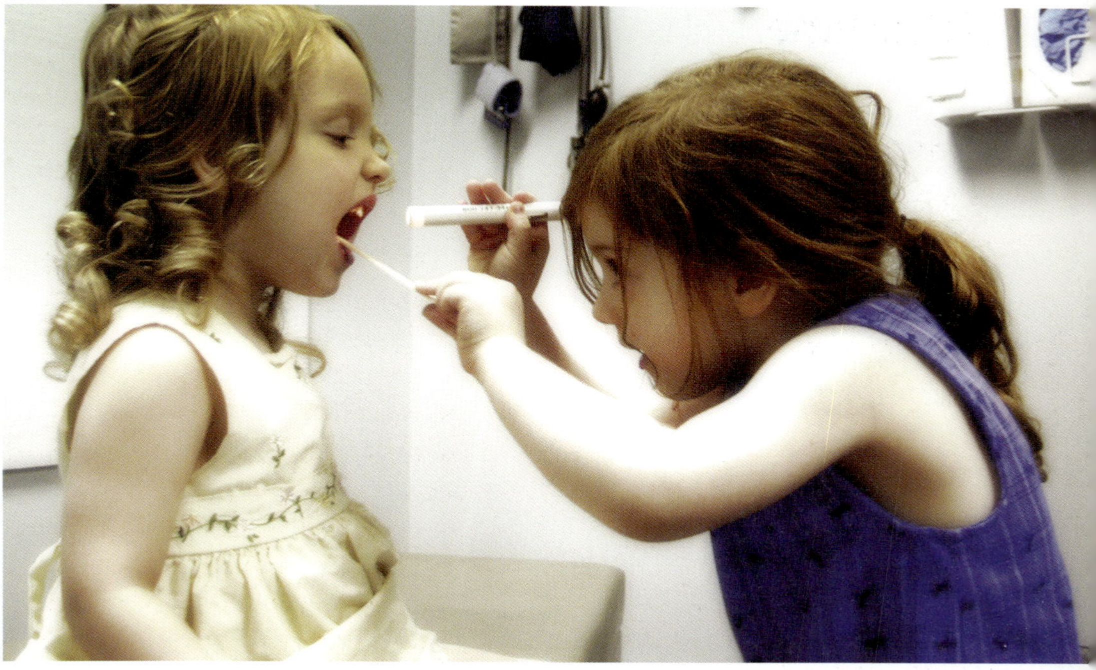

WASSERANWENDUNGEN

- **Warmes Fußbad, temperaturansteigendes Fußbad**
- **Kalter Quarkwickel** bei Halsentzündung: Ein nasses Tuch dick mit Quark (Topfen) bestreichen, eventuell mit einem Schuss Essig vermischen. Das Tuch mit der Quarkseite um den Hals legen und einen Wollschal herumwickeln. Dieser Wickel wird nach 15 Minuten abgenommen und sollte mehrmals neu angelegt werden.

MERKE: Bei einer chronischen Halsentzündung wird Wärme bevorzugt.

Die Zwiebelauflage: Zwiebel hat eine reinigende und schmerzstillende Wirkung. Sie wird grob gehackt und vorsichtig in etwas Olivenöl oder Schweinefett erwärmt. Man packt sie dann in ein Stück Gaze oder in ein dünnes Tuch und legt die Auflage vorne am Hals von Ohr zu Ohr. Sie wird durch ein Stück Heilwolle und/oder mit einem Wollschal fixiert. Die Einwirkzeit beträgt bis zu einer Stunde. Dieser Wickel eignet sich auch zur Behandlung von Heiserkeit.

Stärkung des Herzens

WICHTIGSTE GRUNDSÄTZE

➔ Fordern, ohne zu überfordern!
➔ Übergewicht schlägt auch auf das Herz!

BEWEGUNG

Bewegungstipps für zwischendurch, die immer von einer Aufwärmübung eingeleitet werden sollen! (Lockeres Laufen im Stand, Arme schwingen, Kniebeugen...). Sie sind von den Bewegungsabläufen des tatsächlichen Holzsägens, Mähens etc. abgeschaut.

„Holzsägen“: Angewinkelte Arme im Wechsel oder gleichzeitig nach vorne durchstrecken. Während der Übung immer locker in die Knie gehen.

„Mit der Sense mähen“: Den Rücken gerade halten, Beine grätschen, Knie locker lassen, Hände ineinanderfalten. Mit ausgestreckten Armen locker, nicht ruckartig vor dem Brustkorb nach links und nach rechts schwingen.

„Mit der Axt hauen“: Die Arme aus der Hochhalte zwischen die gegrätschten Beine schwingen, ohne den Rumpf nach vorne zu beugen. Der Rücken bleibt dabei aufrecht.

„Wolle wickeln“: Regt den Stoffwechsel an und bringt das periphere Blut zum Herzen: Gerade auf einem Stuhl sitzen, die Fußsohlen gut auf den Fußboden stellen. Die Arme in Brusthöhe umeinander herumrollen, vorwärts und rückwärts, ab und zu schneller „wickeln“.

ERNÄHRUNG

Kopfsalat, **Kresse** und **Kohl** gehören zu den wertvollsten Herzschutz-Speisen. **Kartoffeln**, **Vollkorn**, **Nüsse**, **Äpfel** liefern weitere wertvolle Nährstoffe für das Herz. **Ungesättigte Fettsäuren** in kalt gepressten Samenölen und Fisch stärken Herz und Kreislauf.

Entlastungstage: Einmal wöchentlich durchgeführt; sie stärken den Kreislauf und dienen der Blutreinigung. Eingeschobene Obst-, Gemüse-, Sauerkraut- oder Reistage sind leicht durchführbar und sehr effizient.

Rezept für eine Reisdiät: Am Vorabend einen kleinen Topf Reis kochen. Diesen tags darauf in 5 Portionen teilen und am Morgen mit einem geriebenen Apfel, zu Mittag mit frischen Kräutern und am Abend mit einer Tomate essen. Zwischendurch zwei leere Reisportionen einnehmen. Der Reistag dient der Entschlackung und Entwässerung und ist besonders bei Bluthochdruck wärmstens zu empfehlen.

Petersilienwein der Hildegard von Bingen:
10 Petersilienstängel, 2 EL Weinessig, 1 l Rotwein 10 Minuten aufkochen. Sobald der Wein abgekühlt ist, alles abseihen und 200 g Honig unterrühren. In saubere Fläschchen füllen und kühl und dunkel lagern. Anwendung: Täglich 1 bis 3 Likörgläschen nach dem Essen trinken.

Der Petersilienwein ist besonders für das Altersherz geeignet.

WASSERANWENDUNGEN

- **Wechseldusche**
- **Ganzkörperwaschung am Morgen**

Hoher Blutdruck

TIPPS ZUR VORSORGE

- Gesunde Ernährung (Rohkost, Obst, Gemüse, wenig Fett, wenig ungesättigte Öle.)
- Salz einsparen, Kräuter und Kräutersalz verwenden.
- Genussmittel in Maßen.
- Leistungs- und Zeitdruck durch bewusste Maßnahmen abbauen.
- Neinsagen lernen, Ehrgeiz einschränken.
- Anspannung und Entspannung im richtigen Lot halten.
- Bewusst Bewegung in den Alltag einbauen (Arbeitsweg, Treppensteigen, Freizeit).
- Ausdauersportarten wie Radfahren, Langlaufen, Schwimmen, Joggen.

AUS DER PFLANZENAPOTHEKE

Kräuter können den Blutdruck günstig beeinflussen. Bei bestehendem Bluthochdruck dürfen sie aber nur eine begleitende Rolle spielen.

Misteltee: 2 TL Mistelkraut mit 125 ml kaltem Wasser übergießen und 8 Stunden stehen lassen. Abseihen und vor dem Trinken leicht erwärmen. 3 Tassen täglich trinken.

Weißdorntee: 2 TL der getrockneten Blüten, Blätter und Früchte mit einer Tasse siedendem Wasser überbrühen und nach 10 Minuten abseihen. 3 Tassen täglich trinken.

Sowohl Mistel als auch Weißdorn wirken regulierend auf den Blutdruck.

ERNÄHRUNG

Zwiebeln, **Tomaten**, **Quitten**, **Mais**, **Sellerie**, **Schnittlauch**, **Bohnen**, **Zitronen** und **Oliven** sollten vorrangig in den Ernährungsplan eingebaut werden, da sie hohen Blutdruck senken.

Viel trinken – am besten **reines Wasser** oder **natriumarmes Mineralwasser** (unter 100 mg Natrium/Liter).

Omas Schatz: Eingelegter Knoblauch

Dazu die Zehen von 3 Knoblauchknollen in 1/4 l Weißweinessig, 1/8 l Wasser und mit ein paar Basilikumblättern 2 Minuten blanchieren, abseihen und fest in ein Glas schichten. Den Sud darübergießen und mit Olivenöl abdecken. Im Kühlschrank aufbewahren.

WASSERANWENDUNGEN

- **Wassertreten, Tautreten, Trockenbürsten, Wechsel-Knieguss**
- **Temperaturansteigendes Armbad:** Temperatur von 33° C innerhalb von 10 bis 15 Minuten auf 39° C Grad erhöhen

LEBENSORDNUNG

Entspannungsübung: Langsam und tief einatmen, bis 10 zählen, langsam ausatmen und wieder bis 10 zählen. Öfters am Tag und mehrmals hintereinander durchführen.

Reflex-Therapie: Beide Schläfen 20 x rückwärts kreisend reiben, öfters am Tag.

Niedriger Blutdruck

Wenn die Werte permanent unter 100/80 liegen, spricht man von niedrigem Blutdruck. Begleiterscheinungen sind oft Konzentrationsschwäche, Müdigkeit und Schwindel, rascher Herzschlag, feuchte, kalte Hände.

TIPPS ZUR VORSORGE

- Kalte Ganzkörperwaschungen am Morgen.
- Wassertreten am Abend.
- Viel Bewegung in frischer Luft wie flottes Gehen, Joggen oder Schwimmen, Bergsteigen und Wandern.
- Scharfe Gewürze verwenden wie z.B. Ingwer, Peperoncino, Curry.
- Ein Glas warmes Wasser am Morgen zu trinken, noch vor dem Aufstehen, führt zu einem spontanen Ansteigen der Blutmenge und damit des Blutdrucks.

AUS DER PFLANZENAPOTHEKE

Rosmarin-Likör: 3/4 l kräftiger Weißwein wird auf 20 g Rosmarinblätter gegossen. 5 Tage lang ziehen lassen, abseihen und mit 150 g Honig vermischen. Mittags und abends ein Likörgläschen trinken.

Pfefferminztee und **Bohnenkaffee** am Morgen wirken anregend.

Mistel und **Weißdorn** haben eine blutdruckregulierende Wirkung. 6 TL Mistelblätter mit 3 Tassen Wasser über Nacht kalt ansetzen und abseihen. Tagsüber schluckweise trinken.

ERNÄHRUNG

Ingwertee zum Frühstück oder **frische Ingwerwurzel** aufs Müsli oder auf das Marmeladenbrot reiben.

Auch **Lakritze** und **Süßholzwurzeltee** erhöhen den Blutdruck.

WASSERANWENDUNGEN

- **Kaltes Armbad**
- **Temperaturansteigendes Fußbad**
- **Trockenbürsten**
- **Wassertreten**

BEWEGUNG

Turnen am Morgen bei offenem Fenster, am besten nackt und zu jeder Jahreszeit. Dabei tief ein- und ausatmen.

Ferien auf der Alm: Ein Aufenthalt in höheren Breitengraden stimuliert die Produktion von roten Blutkörperchen.

Durchblutungsstörungen

TIPPS ZUR VORSORGE

- Vitamin C in Sanddorn, Kiwis, Holunderbeeren, Hagebutten, Tomaten und Zitrusfrüchten sowie Kieselsäure in Zinnkraut, Hirse, Hafer, Buchweizen stärken die Venenwände.
- Übergewicht vermeiden.
- Viel Bewegung (Spaziergänge, Schwimmen, Laufen etc.).
- Viel Wasser trinken.
- Wechselgüsse und Wassertreten.
- Beim Sitzen Beine nicht übereinander schlagen.

AUS DER PFLANZENAPOTHEKE

Ginko-Blätterextrakt aus der Apotheke dient der Gefäßerweiterung und Durchblutungssteigerung auch tiefer liegender Arterien. Es fördert die Konzentration und steigert die Merkfähigkeit.

Rosmarinwein: Ein ideales Geschenk für ältere Menschen. Er kann eventuell mit etwas Honig gesüßt werden und bekämpft Antriebsschwäche, fördert die Rekonvaleszenz nach einer Krankheit und hebt niedrigen Blutdruck an.

Zutaten: 50 g Rosmarinblätter, 15 g Weißdornbeeren, 15 g Rosinen, 10 g Weißdornblüten und -blätter, 4 g Ingwer, 3 g Zimtrinde, 3 g Schafgarbe

Zubereitung: In 2 l rotem, süßem Wein ansetzen, 10 Tage ausziehen lassen und zwischendurch schütteln. Dann abseihen und die verlorengegangene Flüssigkeit wieder auf 2 l auffüllen.

Gewürztee: 1 Stück Ingwerwurzel, etwas Zimtstange, 2 Gewürznelken und ein paar Körner Kardamom im kalten Wasser aufstellen, 5 Minuten kochen und zugedeckt noch etwas ziehen lassen. Anstelle von Wasser kann auch Milch verwendet werden.

WASSERANWENDUNGEN

- **Wassertreten**
- **Barfuß-, Schnee- oder Taulaufen**
- **Trockenbürsten**
- **Fußbäder** warm oder kalt oder ansteigend oder wechselnd
- **Knie-** und **Schenkelguss**
- **Armguss**
- **Armbad** kalt oder warm oder ansteigend oder wechselnd
- **Oberkörperwaschung**
- **Regelmäßige Saunagänge**

Venenleiden und Krampfadern

TIPPS ZUR VORSORGE

- ➔ Sich regen bringt Segen!
- ➔ Übergewicht vermeiden.
- ➔ Ballaststoffreiche Ernährung.
- ➔ Wechselduschen.
- ➔ Beine entlasten durch Gymnastik und durch Hochlagern.
- ➔ Schuhe und Kleidung wählen, die nicht einengen.
- ➔ Übermäßige Erwärmung der Beine meiden.
- ➔ Leichte Kompressionsstrümpfe bei sitzenden und stehenden Berufen.

AUS DER PFLANZENAPOTHEKE

Rosskastanien und **Rotes-Weinlaub-Präparate** aus der Apotheke fördern die Durchblutung.

ERNÄHRUNG

Vitamin C in **Kiwis**, **Holunder**, **Zitronen**, **Sanddorn**, **Grapefruits** und **Orangen** stärken die Venenwände. Ingwer verbessert die Fließeigenschaft des Blutes.

Und wie immer: Das Trinken nicht vergessen!

WASSERANWENDUNGEN

- ▶ **Wassertreten im Storchengang**
- ▶ **Wechselwarmer Knie- oder Schenkelguss** 2 x täglich

Wickel mit **Lehm**, **Heilerde** oder **Quark** wirken entzündungshemmend, kühlend, schmerzlindernd und verringern Wasseransammlungen. Anwendung: 2 x täglich, in akuten Fällen auch öfters.

BEWEGUNG

Siehe Venentraining S. 121

Rückenschmerzen, Hexenschuss & Ischiasbeschwerden

TIPPS ZUR VORSORGE

- Sportarten, die vielseitig fordern (Wandern, Rückenschwimmen, Radfahren, Skilanglauf, Nordic Walking).
- Regelmäßige Rücken- und Bauchgymnastik (täglich 20 Minuten).
- Rückenschule.
- Bauchtanz.
- Gewichtskontrolle.
- Vital- und kalziumreiche Ernährung und viel trinken.

ERSTE-HILFE-MASSNAHME BEI AKUTEN RÜCKENSCHMERZEN

Eine Wärmflasche unter das Kreuz schieben und die Beine im rechten Winkel hochlegen, wobei die Unterschenkel auf der Sitzfläche eines Stuhles aufliegen sollen.

AUS DER PFLANZENAPOTHEKE

Zinnkrauttee bei rheumatischen Beschwerden: kurmäßig 4 Wochen lang 3 Tassen trinken.

Zubereitung: 2 TL Kraut mit 1/4 l siedendem Wasser übergießen und 1/2 Stunde ziehen lassen.

Johanniskrautöl leicht in den gesamten Rücken einmassieren und dann warm abdecken.

WASSERANWENDUNGEN

- **Warme Bäder:** Rosmarin-, Kastanien-, Zinnkraut-, Heublumen-, Arnika- oder Wacholderzusätze. Badedauer 20 Minuten.
- **Heiße Rolle:** Zu empfehlen bei rheumatischen Beschwerden, Muskelverspannungen, als optimale Vorbereitung für eine Massage. Als Abschluss Rheuma- oder Bronchialsalbe von Hand einmassieren und gut warm halten.

BEWEGUNG

Morgens beim Aufstehen zuerst auf die Seite rollen, dann die Beine aus dem Bett hängen lassen und sich erst danach aufrichten.

Leichte Bewegung ist trotz Schmerzen angesagt, damit sich die Muskeln nicht noch mehr verkrampfen.

LEBENSORDNUNG

Der Ausspruch „Das Kreuz tragen“ lässt bereits den Zusammenhang von Rückenschmerzen und Psyche erahnen. Bewegung, psychotherapeutische Maßnahmen oder autogene Trainingsmethoden tragen dazu bei, die aus dem Gleichgewicht gekommenen Kräfte wieder ins richtige Lot zu bringen.

Störungen des Bewegungsapparates

Arthrose

AUS DER PFLANZENAPOTHEKE

Teekuren mit **Brennnessel**, **Löwenzahn**, **Afrikanischer Teufelskralle**.

Fünf-Kräuter-Öl zur Linderung von Rheuma, Arthrose und Muskelkater: Lavendelblüten, Thymiankraut, Rosmarin, Salbei und Johanniskraut zu gleichen Teilen mit Olivenöl ansetzen und 3 Wochen ausziehen lassen, abseihen und dunkel aufbewahren. Die Kräuter müssen beim Einlegen etwas angetrocknet sein.

Rosskastaniensalbe: 15 g Lanolin, 4 g Bienenwachs, 30 ml Olivenöl miteinander erwärmen, 30 ml Rosskastanientinktur unterrühren (gleiche Temperatur wie das Fettgemisch). So lange mit dem Handrührgerät auf kleinster Stufe rühren, bis eine streichfähige Masse entsteht. In die abgekühlte Salbe 10 Tropfen Wacholderöl geben. Wirkt auch bei rheumatischen Beschwerden und Muskelkater.

WASSERANWENDUNGEN

- Bei akuten Schüben **kalte Quarkwickel** oder **Retterspitz** (Apotheke)
- Bei chronischen Schmerzen **warmer Heublumensack**, **Kirschkernsäckchen** oder auch **Breiumschläge** z.B. mit Lehm oder Senfmehl
- Bei Kniearthrosen **Kohlblätter** zerdrücken und auflegen

ERNÄHRUNG

- Wenig tierisches Eiweiß
- Omega-3-Fettsäuren in Lachs, Makrele und Hering, Ananas und Papaya in konzentrierter Form
- Bierhefe (Vitamin B12)

BEWEGUNG

Entspannung und Lockerung bringen Yoga, progressive Muskelentspannung, Feldenkrais, Pilates.

Wadenkrämpfe

AUS DER PFLANZENAPOTHEKE

Regelmäßiges Einreiben mit **Kampferspiritus** oder **Arnikatinktur** fördert die Durchblutung.

> Omas Schatz:
>
> Eine neue Neutralseife als ganzes Stück unter das Leintuch am Fußende ins Bett legen und über mehrere Monate drinnen lassen.

ERNÄHRUNG

- **Viel trinken** und für ausreichende Mineralstoffzufuhr durch frisches Gemüse und Obst, Vollkornprodukte und Mineralwasser sorgen
- Einnahme von **Kalzium-** und **Magnesiumpräparaten**

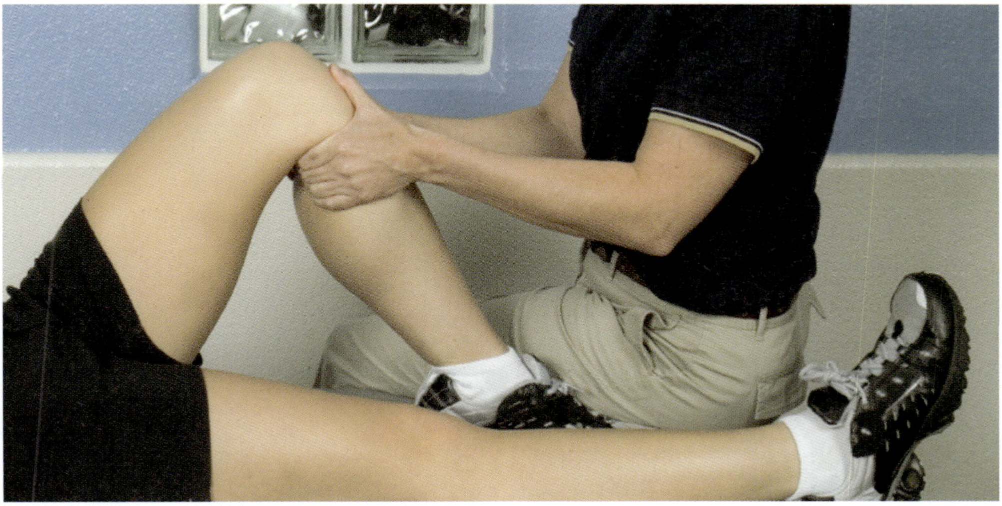

Muskelkater

ACHTUNG: Kein zusätzliches Training bei Muskelkater. Es erhöht das Verletzungsrisiko und die Übersäuerung des Muskels.

AUS DER PFLANZENAPOTHEKE

Massage mit **Johanniskrautöl** oder Arnikatinktur. **Arnikatinktur** wirkt kühlend und kreislaufanregend. Johanniskrautöl wirkt schmerzlindernd und entspannend.

WASSERANWENDUNGEN

- **Heißes Vollbad** mit **Meersalz** und 8 Tropfen **Teebaumöl** oder **Wacholderöl**

Verstauchungen

ACHTUNG: Manchmal ist es schwierig, zwischen einem Bruch oder Bänderriss und einer Verstauchung zu unterscheiden. Im Zweifelsfall ärztliche Hilfe in Anspruch nehmen.

WASSERANWENDUNGEN

- **Erste-Hilfe-Maßnahme:** in **Eiswasser getauchter Essig-**, **Quarkwickel oder ein kalter Umschlag mit Franzbranntwein**, **Arnikatinktur** oder **essigsaurer Tonerde**. Gleichzeitig das Gelenk hochlagern und ruhig stellen.
- **Wärmeentziehender Wickel**

AUS DER PFLANZENAPOTHEKE

Beinwellsalbe unterstützt die Heilung von Knochenbrüchen, Zerrungen, Verstauchungen.

Verdauungsbeschwerden

TIPPS ZUR VORSORGE

- Kaffee, Zigaretten und Alkohol möglichst vermeiden.
- Langsam essen und gründlich kauen.
- Mehrere kleine Mahlzeiten am Tag.
- Viel Bewegung, besonders Stärkung der Bauchmuskeln.
- Autogenes Training.

AUS DER PFLANZENAPOTHEKE

Zur Magenstärkung: Die ätherischen Öle von **Minze**, **Kamille**, **Engelwurz**, **Kümmel**, **Fenchel**, **Anis** bzw. die Scharfstoffe von **Ingwer**, **Senf**, **Knoblauch** und die Bitterstoffe von **Wermut**, **Schafgarbe**, **Löwenzahn**, **Enzian**, **Tausendgüldenkraut** kräftigen den Magen und unterstützen die Verdauung.

Blähungen bei Säuglingen: Kümmel, **Fenchel** und **Kamille** zu gleichen Teilen als Teeaufguss.

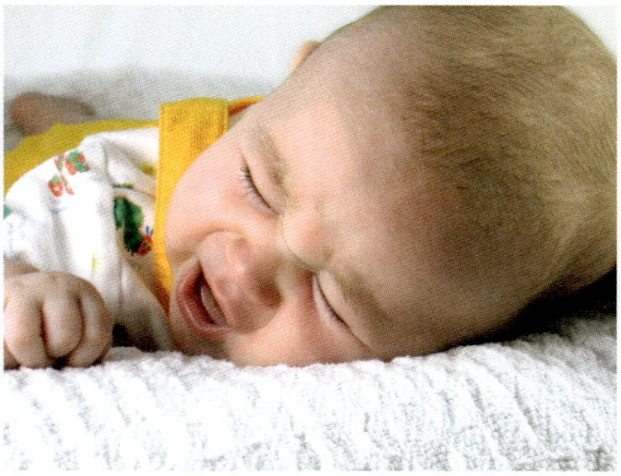

Magenschleimhautentzündung

Kamillen-, **Minze-** oder **Melissentee** in kleinen Schlucken getrunken, wirkt krampflösend und beruhigend.

Kalmuswurzel: Gegen entzündete Schleimhäute, deren Ursache besonders im psychischen Bereich liegt. Zubereitung des Kaltwasserauszuges: 1 TL Kalmuswurzel auf 1 Tasse Wasser über Nacht ziehen lassen. Am nächsten Morgen leicht erwärmen, abseihen und auf nüchternen Magen trinken.

Kamillenrollkur: Am Morgen vor dem Aufstehen 3 Tassen Kamillentee gut warm trinken. Anschließend jeweils 5 Minuten auf dem Rücken, dann auf dem Bauch, dann auf der rechten Seite und zum Schluss auf der linken Seite liegen.

Übelkeit

- **Pfefferminze**, **Kümmel** und **Fenchel**

Appetitmangel

Bittere Heilpflanzen regen den Appetit an und sollen eine halbe Stunde vor dem Essen eingenommen werden.

Kandierter Ingwer regt die Magensäfte an.

ERNÄHRUNG

Gehaltvolle Speisen sind durch die Beigabe von **Senf** oder verschiedenen Gartenkräutern wie **Lorbeer**, **Beifuß**, **Sellerie**, **Bohnenkraut** leichter verdaulich und beugen dem lästigen Aufstoßen vor.

Blähendes Gemüse wie Rosenkohl oder Brokkoli wird durch **Einfrieren** verträglicher.

Haferschleimsuppe ist ein zuverlässiges Heilmittel bei entzündeten Magenschleimhäuten: 1 EL Haferflocken in 1/4 l Wasser kalt aufstellen und unter Rühren kurz aufkochen. Mit wenig Salz und Kräutern abschmecken.

Leinsamentee: 2 TL Leinsamen schroten, mit 1/4 l kaltem Wasser übergießen und 30 Minuten ziehen lassen. Die galertartige Masse abseihen, leicht erwärmen und täglich 2 bis 3 Tassen schluckweise trinken.

Vitamin A in **Spinat**, **Karotten**, **Kürbis**, **Kohl** und besonders im **Lebertran** helfen beim Aufbau von zerstörten Magen- und Darmschleimhäuten.

Weißkohl- und **Kartoffelsaft** können auch handelsfertig gekauft werden und helfen, Entzündungen im Dünn- und Dickdarm auszukurieren bzw. die Magensäure zu neutralisieren.

Für Pfarrer Kneipp war **Sauerkraut** und **Sauerkrautsaft** das Heilmittel erster Güte, dem er blutreinigende, entgiftende, verjüngende und lebensverlängernde Eigenschaften zuschrieb.

Sodbrennen

Die **Kartoffelsuppe** neutralisiert Säuren. 3 ungeschälte, klein geschnittene Kartoffeln und je 2 TL Leinsamen und Kümmel in 1,5 l Wasser kochen und über den Tag verteilt trinken.

Heilerde begünstigt den Aufbau der Darmflora. Dazu nach jeder Mahlzeit 1 TL in etwas Wasser oder Kräutertee einrühren und schluckweise trinken.

Soforthilfe: 1 EL **Haferflocken** kauen, fest einspeicheln und schlucken.

WASSERANWENDUNGEN

- Eine **kalte Leibwaschung** regt die Verdauungsarbeit an.
- **Heiße Wickel**, auch mit Zusätzen von Kamille, Heublumen und Schafgarbe oder eine **heiße Rolle** entkrampfen und beruhigen.

BEWEGUNG

Regelmäßige Bewegung, Ausdauersportarten und Wassergymnastik wirken sich äußerst positiv auf die Verdauungsarbeit aus und beeinflussen die Appetitregulation in ausgeglichener Weise.

LEBENSORDNUNG

Besonders im Magen-Darmbereich spielt eine stabile Psyche eine große Rolle. **Positive Gedanken** und Gefühle erzeugen Entspannung. Positive Bilder im Kopf gehören ebenso dazu wie das Sichannehmen und Mögen und das bewusste Abschalten und Loslassen.

Tägliche **Bauchmassage** bei träger Darmtätigkeit.

Durchfall

TIPPS ZUR VORSORGE

- Sorgfältiger Umgang mit Lebensmitteln, z.B. angeschimmelte Produkte komplett entsorgen.
- Alkohol und Nikotin beeinträchtigen das vegetative Nervensystem und damit die Verdauung.
- Kaffeekonsum reduzieren.
- Schwere Speisen vor dem Zu-Bett-Gehen meiden.
- Konfliktlösungen anstreben.
- Autogenes Training.
- Hygienische Besonderheiten bei Fernreisen beachten.

Bei länger anhaltendem Durchfall oder blutigem Stuhl muss ärztliche Hilfe in Anspruch genommen werden.

AUS DER PFLANZENAPOTHEKE

Hilfreiche Kräutertees gegen Durchfall:

- Pfefferminze, Johannisbeer-, Brombeerblätter, Thymian, Kamille, Melisse, Schwarztee, Odermennig, Bohnenkraut, Salbei
- Durchfalltees werden niemals gezuckert!

Getrocknete Schwarzbeeren sind reich an Gerbstoffen und daher zur Durchfallbehandlung besonders gut geeignet.

Zubereitung: 2 EL getrocknete Beeren mit 1/2 l kaltem Wasser übergießen, zum Kochen

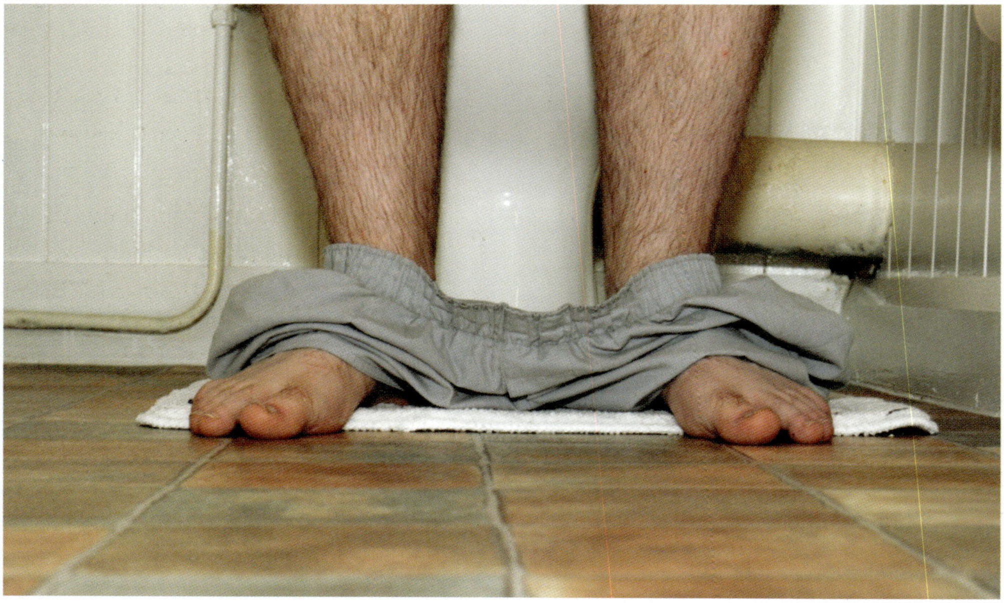

bringen und nach 10 Minuten abgießen. Abseihen und zwischendurch immer wieder eine Tasse trinken. Wenn's schnell gehen soll, ist es auch möglich, die Beeren einfach zu kauen.

Blutwurztinktur: Bei Bedarf 30 Tropfen auf ein Glas Wasser einnehmen. Sie eignet sich auch gut gegen Zahnfleischbluten und Parodontose.

ERNÄHRUNG

MERKE: Prinzipiell soll bei Durchfall wenig gegessen, aber umso mehr getrunken werden.

Basensuppe, um verlorengegangene Mineralstoffe zuzuführen: 2 Kartoffeln und 1 Karotte klein schneiden und in kaltes Wasser geben. Zum Sieden bringen und für 20 Minuten köcheln lassen. Das Gemüse zerstoßen oder mixen und die Suppe mit einer Prise Salz (keinen Pfeffer!) würzen.

Wenn der Durchfall nicht mehr akut ist, **Zwieback** oder **Salzstangen** knabbern.

Naturjoghurt, Reisschleim oder in Wasser aufgelöste Heilerde regenerieren die Schleimhäute.

Elektrolytlösung: 10 TL Traubenzucker mit 1 TL Meersalz in 200 ml gepresstem Orangensaft und 800 ml Wasser auflösen und in kleinen Schlucken trinken. Auch nach sportlicher Betätigung geeignet.

Mineralstoffgetränk: 1/2 l Grüntee, 1/2 l Mineralwasser, Saft von 1/2 Zitrone, 1 Prise Jodsalz

Für Kleinkinder einen dünnen **schwarzen Tee** aus dem zweiten Aufguss mit 1 Prise Salz und 1 TL Traubenzucker mischen.

WASSERANWENDUNGEN

- **Bettflasche** oder **warme Leibwickel**

LEBENSORDNUNG

Durchfall, Verstopfung, aber auch andere Erkrankungen des Magen-Darmtraktes stehen sehr oft im Zusammenhang mit Störungen im seelischen Bereich. Oftmals liegen diese Störungen tief im Verborgenen oder können selbst nicht erkannt werden. Eine begleitende Psychotherapie kann in diesem Fall eine gute Unterstützung sein.

Omas Schatz:

Einen rohen Apfel reiben und langsam essen. Das darin enthaltene Pektin bindet die Krankheitsstoffe.

Übrigens: Wer möchte, kann auch eine zerdrückte Banane unterrühren. Jene wirkt leicht stopfend und ist reich an

Verstopfung

TIPPS ZUR VORSORGE

- Regelmäßige Esszeiten und Stuhlgang zu den gleichen Zeiten erziehen den Darm.
- Viel Vollkornprodukte, Müsli und Gemüse und frisches Obst.
- Viel trinken und zwar in kleinen Schlucken über den Tag verteilt.
- Wenig Kaffee, Schwarztee, Schokolade, Bier und Wein.
- Gut kauen und kleine Bissen nehmen.
- Viel Bewegung mit tiefer Atmung, gehen, joggen, langlaufen.
- Bei Problemen auch einmal loslassen.
- Perfektionismus abbauen.
- Kalte Bauchwaschung vor dem Zu-Bett-Gehen.

AUS DER PFLANZENAPOTHEKE

Bitterstoffhaltige Tees oder Speisen wie Artischocke, Löwenzahn, Schafgarbe, Wermut, Edelraute regen die Verdauung an. Urbitter-Granulate aus der Apotheke, 3 x täglich vor den Mahlzeiten eingenommen, können Linderung schaffen.

Rizinusöl ist eine Erste-Hilfe-Maßnahme und sollte in keiner Reiseapotheke fehlen. 1 bis 2 EL Öl schlucken. Nach ca. 2 Stunden wird die Wirkung eintreten. Rizinusöl reizt die Darmschleimhaut und darf deshalb nur in Ausnahmesituationen verwendet werden.

ERNÄHRUNG

Besonders ballaststoffreiche Nahrung erfordert viel Flüssigkeit, ansonsten tritt die gegenteilige Wirkung ein und die Verstopfung wird verstärkt. Kontrollieren Sie Ihre Trinkmenge, sodass Sie auf **2 Liter Wasser** täglich kommen.

Karlsbader Salz aus der Apotheke ist ein altbewährtes Hausmittel gegen Verstopfung. 1 TL in 1 Glas mit lauwarmem Wasser auflösen.

Gemüse mit gröberer Struktur (grüne Erbsen, Kohl, Kohlsprossen, Kraut, Sauerkraut, Brokkoli, Karfiol, Lauch, Paprika, Wurzelgemüse) liefern mehr **Ballaststoffe** als feines Blattgemüse.

Hülsenfrüchte (Erbsen, Linsen, Bohnen) sind hervorragende **Ballaststofflieferanten**. Dazu immer viel trinken!

Ersetzen Sie Semmeln und Weißbrot öfters durch **Vollkornbrot** bzw. vermischen Sie **Weißmehl mit Vollkornmehl** und probieren Sie aus **Vollkornmehl** hergestellte Teigwaren und Vollreis.

Auch **kalte Getränke** (Fruchtsaft eventuell vermischt mit 2 TL Milchzucker) auf nüchternen

Magen getrunken, üben einen Reiz auf die Darmperistaltik aus. Dies ist jedoch nicht für „empfindliche Mägen" geeignet!

Ein **roher Apfel**, **Buttermilch** oder **Sauerkraut** auf nüchternen Magen kurbeln die Darmtätigkeit an.

Milchzucker ist bei Kindern ein Mittel der Wahl. Präparate sind in der Apotheke erhältlich.

Flohsamen sind eines der wirksamsten Mittel gegen Verstopfung. 1 TL über die Mahlzeiten streuen und 1 Glas Wasser dazu trinken.

Weizenkleie in Joghurt gerührt und mit viel Flüssigkeit hilft, die Darmbewegungen und damit den Stuhlgang anzuregen.

Ein Trank, bestehend aus 1 Glas Wasser und 1 bis 2 TL **Apfelessig** (eventuell 1 TL Honig dazu) täglich morgens nüchtern getrunken, bringt die Verdauung in Schwung.

> Omas Schatz:
>
> 4 getrocknete Pflaumen und 1 TL Leinsamen über Nacht einweichen und am Morgen auf nüchternen Magen trinken,

BEWEGUNG

Sowohl die beste Darmtherapie als auch alle Hausmittel nützen nichts, wenn man auf dem Sofa liegt. Regelmäßige flotte Bewegung (täglich 1/2 Stunde) unterstützen bei der Entspannung und regen die Darmtätigkeit an.

Isometrische Bauchpressung: 3 x hintereinander Bauch fest einziehen, langsam bis 10 zählen und dann die Spannung lösen. Mehrmals am Tag wiederholen.

Sanfte Bauchmassagen im Uhrzeigersinn wirken wohltuend und unterstützen die Darmperistaltik.

WASSERANWENDUNGEN

- **Leibwaschung**
- **Knieguss**
- **Kaltes Sitzbad** (1 bis 2 x pro Woche)
- **Kurzes kaltes Vollbad**

LEBENSORDNUNG

Loslassen ist besonders für überaus pflicht- und ordnungsbewusste Menschen ein wichtiges Thema. Setzen Sie sich nicht unter Druck. Alle 2 bis 3 Tage Stuhlgang ist in der Norm.

Ein **ruhiger Lebensstil** mit **ausreichend Schlaf**, verschiedene Entspannungsübungen und autogenes Training beugen starkem Druck vor.

Bei Kindern kann Verstopfung auch auf einen Machtkampf mit den Eltern hindeuten.

Hämorrhoiden

TIPPS ZUR VORSORGE

- Nehmen Sie sich Zeit für die Analhygiene und verwenden Sie weiches Toilettenpapier.
- Reinigen Sie nach jedem Stuhlgang den Po mit Wasser, Nasspapier oder feuchten Fliestüchern ohne Zusätze (im Handel erhältlich).
- Ruhe und Entspannung auf der Toilette während der Darmentleerung erleichtern den Vorgang, ebenso wie die Füße auf einen Schemel höherzustellen.
- Der Körper dankt jede Regelmäßigkeit, d.h., möglichst immer zur gleichen Zeit auf die Toilette gehen.
- Das Sitzen auf kalten und nassen Böden vermeiden.
- Viel trinken.
- Langsame Umstellung auf ballaststoffreiche Ernährung mit reichlich frischem Obst und Gemüse sowie Vollkornprodukten.
- Auf scharfe und stark gewürzte Speisen verzichten.
- Regelmäßiger Ausdauersport massiert die Verdauungsorgane, trainiert die Gefäße und lockert das Gewebe.

Hämorrhoiden sind nicht immer äußerlich sichtbar und haben unterschiedliche Stärken. Da ihre Symptome anderen Erkrankungen des unteren Darmbereiches ähneln, sollte auf alle Fälle ärztlicher Rat eingeholt werden.

AUS DER PFLANZENAPOTHEKE

Ringelblumensalbe zeichnet sich vor allem durch ihre entzündungshemmenden Eigenschaften aus. 2 x täglich in und um den After aufgetragen, macht sie das Gewebe geschmeidiger.

Ein Wattebausch mit **Olivenöl** zwischen den Gesäßhälften verhindert, dass sich die Knoten aneinander reiben. Dadurch werden Juckreiz und Schmerzen gelindert.

Hämorrhoidal-Tee: Kamillen, Fenchel, Sennesblätter, Faulbaumrinde zu gleichen Teilen. 1 bis 2 TL dieser Mischung mit 1 Tasse heißem Wasser übergießen und 10 Minuten ziehen lassen. Morgens und abends getrunken, vermeidet dieser Tee die Reizung der Hämorrhoiden.

ERNÄHRUNG

Ballaststoffreiche Ernährung wie Datteln, Feigen, Dörrobst, Pistazien sowie faserreiches Gemüse wie Süßkartoffeln, Steinpilze, Linsen und Vollkornprodukte regen die Darmtätigkeit an.

BEWEGUNG

Kräftige, rhythmische Bewegungen übertragen sich auf den Darm und verstärken die Darmperistaltik: Laufen, Trampolinspringen, Seilhüpfen,

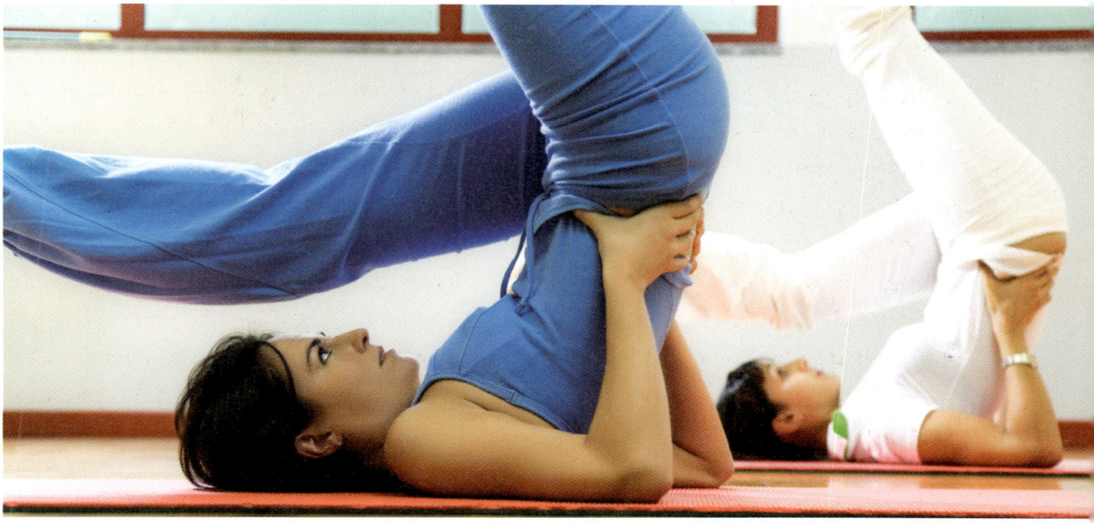

Gymnastik v.a. zur Stärkung der Beckenboden- und Bauchmuskulatur. Schwimmen ist eine geeignete Sportart: 1 x wöchentlich 30 bis 45 Minuten.

WASSERANWENDUNGEN

- **Sitzbad mit Eichenrinde:** 1 Handvoll Eichenrinde zusammen mit 1 l Wasser zum Kochen bringen und auf kleiner Hitze 15 Minuten köcheln lassen. Auf Körpertemperatur abkühlen und dann ein 10-minütiges lauwarmes Sitzbad nehmen. 2 x am Tag in Kombination mit Ringelblumensalbe erleichtert den Stuhlgang sehr.
- **Kaltes Sitzbad** jeweils 30 Sekunden, das Wasser nur leicht abtupfen. Am Morgen direkt nach dem Aufstehen und dann nochmals für 15 Minuten ins warme Bett.

Beschwerden im Nieren- und Blasenbereich

Blasenentzündung

Bei akuten, wehenartigen und plötzlich in den Unterbauch ausstrahlenden Schmerzen oder bei blutigem Urin ärztliche Beratung einholen.

TIPPS ZUR VORSORGE

- Viel trinken!
- pH-Wert senken durch spezielle Saftkuren, z. B. Preiselbeeren.
- Auf trockene Kleidung achten und kalte Sitzplätze bzw. kalte Füße meiden.
- Nach dem Stuhlgang von vorn nach hinten wischen, um Keimbefall der Blase zu vermeiden.
- Nach dem Aufenthalt im Schwimmbad gründlich duschen (Chlor).

AUS DER PFLANZENAPOTHEKE

Birkenblätter, **Löwenzahnkraut** und **-wurzel**, **Bärentraubenblätter** (Kaltansatz), **Goldrute**, **Hauhechel**, **Brennnessel**, **Ackerschachtelhalm**, **Weidenröschen** – sie alle gehören in den Bereich der diuretischen (entwässernden) Pflanzen. Es müssen zumindest 5 Tassen über den Tag verteilt getrunken werden.

Wassertreibende Tees dürfen bei Wasseransammlungen infolge eingeschränkter Herz- und Nierentätigkeit nicht angewendet werden!

ERNÄHRUNG

Kaliumarmes Mineralwasser bevorzugen, weil Kalium die Blasennerven reizt. Auf Kaffee verzichten.

Cranberry ist eine amerikanische Preiselbeere, die gegen die Ansiedelung der Bakterien in der Blasenschleimhaut wirkt. 1 Glas Saft täglich (Reformhaus, Apotheke) trinken. Die einheimische Preiselbeere eignet sich ebenfalls.

WASSERANWENDUNGEN

- **Warmes oder temperaturansteigendes Fußbad**
- **Sitz- oder Dampfbad** mit **Zinnkraut**: Kräuter mehrere Stunden oder über Nacht ausziehen lassen. Zum Kochen bringen und zugedeckt 15 Minuten ziehen lassen. Die Kräuter abseihen und in die Badewanne oder Sitzbadewanne gießen. Mit so viel körperwarmem Wasser aufgießen, dass das Gesäß und die Nierengegend mit Wasser bedeckt sind.

- ▶ Eine **warme Bettflasche**, ein **Heublumensack** oder eine **Leinsamenauflage** lindern starke Schmerzen.

Nieren- und Blasensteine

Die **Birke** regt die Niere auf sanfte Weise an. Ein Teeaufguss aus jungen Blättern eignet sich im Frühling hervorragende für eine Entschlackungskur.

Die heilenden Wirkstoffe des **Löwenzahns** können den Abgang von Gries und kleinen Steinen fördern.

Durchführung eines Wasserstoßes mit Löwenzahn: 20 g Löwenzahnwurzel mit Blättern, 10 g Birkenblätter und 10 g Schachtelhalm mischen.

Zubereitung: 1 gehäufter TL dieser Mischung wird mit 1/2 l kochendem Wasser übergossen. Der Tee muss 15 Minuten ziehen. Dann wird er abgeseiht und mit einem weiteren Liter warmen Wasser gemischt. Er ist innerhalb von 30 Minuten ungesüßt zu trinken.

Achtung: Bei magenempfindlichen Menschen kann Löwenzahn Magenschmerzen auslösen.

Heublumensack: Wenn eine Kolik bereits im Gange ist, bringt die Auflage eines Heublumensackes Linderung. Dazu wird der Sack in einem Topf mit kochendem Wasser übergossen, zwischen zwei Schneidebrettchen ausgepresst und so warm wie möglich auf den Leib aufgetragen. Man umwickelt ihn nochmals mit einem Wolltuch und lässt ihn so lange einwirken, bis er erkaltet.

Pfarrer Kneipp empfahl bei Koliken ein **Heublumenvollbad**. Die Badedauer beträgt höchstens 10 Minuten. Danach ist Bettruhe erforderlich.

Bettnässen

Ein Ratschlag, der einen Versuch wert ist: Vor dem Zu-Bett-Gehen ein warmes Fußbad machen. Das Wasser soll nur bis zum Knöchel reichen. Danach Bauch und unteren Rücken mit Johanniskrautöl einreiben. Vielleicht könnte man dazu eine Gute-Nacht-Geschichte erzählen?

Blasenstärkung

Beckenbodengymnastik bei Blasenschwäche: Gezielte Übungen der Beckenmuskeln beugen Inkontinenz vor. Spezielle Übungen kann man in Kursen oder bei Beratungsstellen erlernen. Kontinuierlichkeit garantiert den Erfolg! Muskeln so schnell wie möglich an- und entspannen! Fahrstuhl: stufenweises Hochziehen und Fallenlassen des Beckenbodens. Beim Wasserlassen den **Strahl** durch Zusammenziehen der Beckenbodenmuskeln **unterbrechen**!

Regelmäßig **grüne Kürbiskerne** kauen.

Hautleiden

Akne

Bei starkem Befall ist auf die **Ernährung** zu achten. Schokolade, Zitrusfrüchte, Kiwis, Nüsse, Eier, Milch und Milchprodukte fördern Akne.

Heilerde eignet sich sowohl gegen harmlose Pickel als auch gegen Entzündungsherde. Dazu rührt man mit etwas warmem Wasser einen Brei, trägt ihn auf die betreffenden Stellen auf und lässt ihn 15 Minuten einwirken.

Stiefmütterchentee gegen Unreinheiten der Haut kann sowohl getrunken als auch äußerlich für Waschungen verwendet werden.

Teebaumöl sparsam auftragen.

Pickel niemals in unreifem oder entzündetem Zustand ausdrücken! Häufig die Waschlappen und Handtücher wechseln! Fetthaltige Kosmetika und zu langes Sonnenbaden meiden!

Viel Wasser trinken und ab und zu eine Kur mit Brennnesseltee machen.

Warzen

Warzen entstehen häufig durch Magnesiummangel. **Magnesiumpräparate** und **Bittersalz** können sie bei längerer Einnahme zum Verschwinden bringen.

Warzen, durch Viren hervorgerufen: **Thuja-Creme**, **Thuja-Globuli** oder **Teebaumöl**.

Einreiben mit dem milchigen Saft von **Löwenzahn** oder **Schöllkraut**. Vorsicht bei allergischen Reaktionen.

Hartnäckige Warzen sollte man mit einem **Knoblauchpflaster** behandeln, das allerdings immer wieder gewechselt werden muss.

SCHON GEWUSST?

Wenn nichts hilft, so hilft nur noch das **„Beschwören“** der Warzen. Wie man weiß, hat das bei vielen schon geholfen.

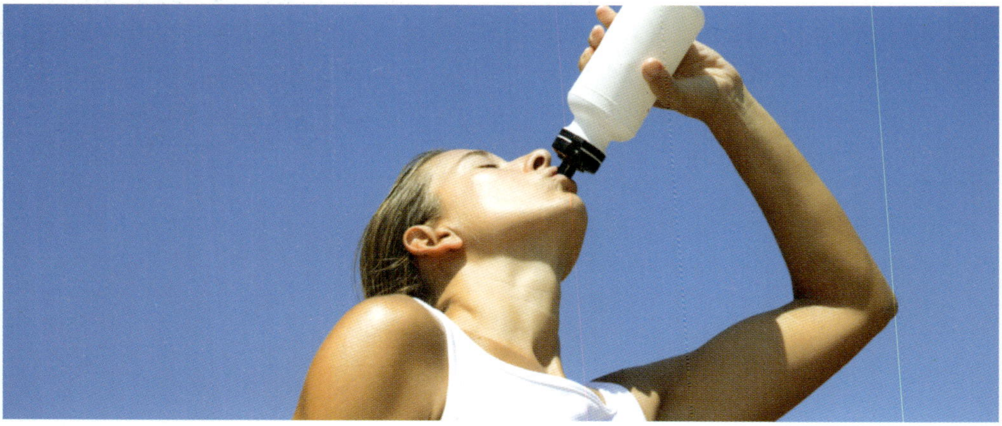

Hühneraugen

Dabei handelt es sich um eine Verdickung der Hornhaut, die durch Druckbelastung hervorgerufen wird. Darum gilt als oberstes Gebot, weiche, **bequeme Schuhe** tragen und so oft wie möglich **barfuß** gehen.

Großmutter begegnete den lästigen Hühneraugen mit **Knoblauch** oder **Zwiebelscheiben**, die, auf ein Mulltuch aufgelegt, um die betreffende Stelle gewickelt wurden. Sobald sich der Kern löst, kann das Hühnerauge mit Hilfe eines heißen Fußbades problemlos entfernt werden.

Hauswurz: Hühneraugen mit dem Frischsaft bestreichen und das Blatt als Pflaster darüberlegen.

Um die Haut weich und geschmeidig zu halten, aber auch um vorhandene Hornhaut und Hühneraugen aufzulösen, sind regelmäßige Fußbäder mit **Schmierseife** von Nutzen. Die Hornhaut kann anschließend mit einem Bimsstein vorsichtig abgeschmirgelt werden.

Entzündete Hühneraugen werden am besten mit einem **Kamillenfußbad** und anschließend mit einer **Ringelblumensalbe** behandelt.

Fußpilz

Pilze gedeihen am besten in feuchtem Milieu. Deshalb ist auf absolute Reinlichkeit zu achten. Fußschweiß sollte auf jeden Fall vermieden werden: 1 EL Heilerde mit 5 Tropfen Salbeitinktur verrühren und auftragen.

Die Füße jeden Abend in einer Zinnkrautabkochung 20 Minuten baden, gut abtrocknen und zwischen den Zehen föhnen. Mit Heilerdepulver bestreuen und Wollsocken anziehen.

Auch eine Einreibung mit **Eichenrindentinktur** kann präventiv gegen Fußpilz angewandt werden.

Teebaumöl ist ein sehr gutes Mittel gegen Fußpilz. Es kann sowohl eingerieben als auch als Zusatz für ein Fußbad verwendet werden.

Durch ein **Wechselfußbad** wird die Durchblutung der Haut angeregt. Zuerst die Füße 5 Minuten in heißem Wasser, dann 10 Sekunden in kaltem Wasser baden. 2 x wiederholen.

Backpulver hilft gegen den Juckreiz und hemmt das Pilzwachstum. Dazu einen Brei mit etwas lauwarmem Wasser rühren, auf die betroffene Stelle auftragen, 5 Minuten einwirken lassen und wieder abwaschen. Gut trocknen und mit Körperpuder oder Stärkemehl bestäuben.

Schlafstörungen

TIPPS ZUR VORSORGE

- ➔ Entspannungsübungen vor dem Einschlafen: Musik, Yoga, Meditation.
- ➔ Vermeidung von Störfaktoren: Strahlen, Lärm, Licht.
- ➔ Beachtung des Raumklimas und der Qualität des Schlafplatzes.
- ➔ Regelmäßigkeit beim Schlafengehen und Aufstehen.
- ➔ Abendspaziergang.
- ➔ Für warme Füße sorgen.
- ➔ Leichte Kost, frühzeitig einnehmen.
- ➔ Vermeidung von aufregendem und zu langem Fernsehen.
- ➔ Achtung vor Aufputschmitteln wie Kaffee, Coca Cola, Weißwein am Nachmittag.
- ➔ Gute-Nacht-Geschichte und Streicheleinheiten speziell bei Kindern.

AUS DER PFLANZENAPOTHEKE

Melissentee für nervöse Menschen, die schlecht abschalten können. Kurmäßig 4 Wochen lang täglich 3 Tassen trinken.

Melissenmilch: 1 TL Zitronenmelisse mit 1/4 l heißer Milch übergießen und 10 Minuten ziehen lassen. Mit etwas Honig süßen.

Schlummertrunk: 1 gehäufter TL Kamillenblüten mit 1/4 l heißem Wasser übergießen, 10 Minuten ziehen lassen, abseihen, 2 TL Honig und etwas Milch einrühren. Das Getränk schmeckt gut und ist bei Kindern sehr beliebt. Nicht zum Dauergebrauch geeignet.

Kräuterkissen aus Hopfen, Lavendel, Melisse und Johanniskraut als Kopfunterlage.

ERNÄHRUNG

Mandelmilch: 20 g Mandeln in einer Kaffeemühle fein zerreiben, in ein Glas mit lauwarmer Milch füllen, verrühren oder nochmals durchmixen und 1 Stunde vor dem Zu-Bett-Gehen schluckweise trinken.

Vitamin C macht munter und fit! Deshalb Orangen, Kiwis, Grapefruits lieber tagsüber essen.

WASSERANWENDUNGEN

- ▶ **Leibwaschung, Wassertreten, Schneelaufen und Tautreten**
- ▶ **Kalte Wadenwickel** besonders als Einschlafhilfe für Jugendliche und Erwachsene geeignet.
- ▶ **Heublumenbad:** 3 Handvoll Heublumen mit 3 l Wasser übergießen, zum Kochen bringen und ca. 30 Minuten ziehen lassen. Den gefilterten Aufguss dem Badewasser zufügen. Anwendung: Die Badetemperatur liegt bei 38° C, Badezeit 20 Minuten.

LEBENSORDNUNG

Im Schlaf verarbeiten wir die Eindrücke des Tages. Wenn es zu viel wird, kann es zu Schlafstörungen kommen. Achten Sie auf die persönliche Psychohygiene untertags.

Positive Gedanken vor dem Einschlafen pflegen: Was hat mir heute gutgetan und in welchen Momenten war ich glücklich?

Nervensachen

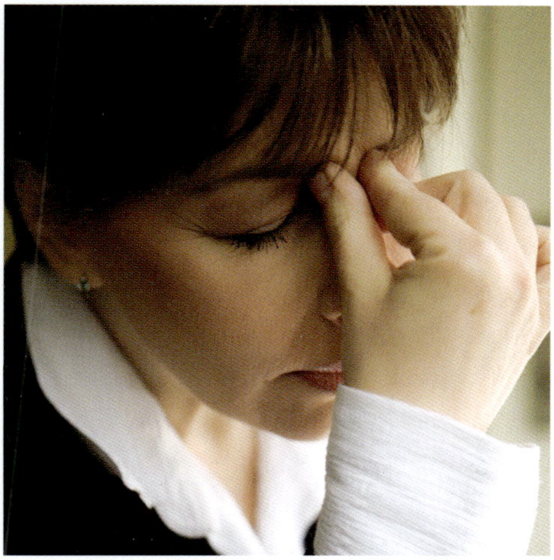

Energietief

- **Apfelessigkur:** Morgens nüchtern 1 Glas Wasser mit 1 EL Apfelessig und ein wenig Honig trinken. Täglich für 10 bis 14 Tage durchführen.
- **Kaltes Armbad** oder **kalter Gesichtsguss**, **Wassertreten**
- **10 Minuten Schlaf** bringt Erholung für Körper und Geist.
- **Viel trinken**, **Räume lüften** oder ein **flotter Spaziergang** an der frischen Luft. Sauerstoff macht fit.

Konzentrationsschwäche und Vergesslichkeit

Denkmütze für zwischendurch: Massieren Sie mit Daumen und Zeigefinger beide Ohren von oben nach unten gründlich durch und ziehen Sie sich selbst die Ohren 5 x lang.

Nervenkekse der Hildegard von Bingen sind ein Geheimtipp. Und so wird's gemacht: 10 g Muskatnusspulver, 10 g Zimtpulver, 2,5 g Gewürznelkenpulver, 325 g Dinkelmehl, 75 g Honig, 75 g Butter, 1 Ei, 50 g gemahlene Mandeln, 1 Prise Salz, etwas Wasser. Aus den Zutaten einen Teig zubereiten, dünn ausrollen, Plätzchen ausstechen und 5 bis 10 Minuten bei 180° C backen. Kinder knabbern 3 Kekse, Erwachsene 5 Kekse pro Tag.

Rosmarin-, **Lavendel-**, **Basilikum-**, **Lorbeer-** und **Pfefferminzöl** in der Duftlampe regen die geistige Tätigkeit an. Die Schläfen mit **Brennnesseltinktur** einreiben.

Ein **kaltes Armbad** eignet sich ebenfalls.

Nervosität

- **Tief ein- und vor allem ausatmen:** Ein regelmäßiger Atemrhythmus bringt Ruhe und Stabilität.
- **Lavendelvollbad:** 36 bis 39° C, Badedauer 15 bis 20 Minuten. Dazu romantisches Kerzenlicht und angenehme Entspannungsmusik. Anschließend direkt ins Bett.
- **Entspannungsübungen** wie Yoga, Feldenkrais, progressive Muskelrelaxation
- Für **Ablenkung** sorgen

Depressive Verstimmung

Kraft- und Machtlosigkeit, Müdigkeit und unruhiger Schlaf, Dünnhäutigkeit und das ständige Gefühl von Überforderung sind Zeichen einer depressiven Verstimmung, die jedoch nicht mit Depression zu verwechseln ist. Depression ist eine Krankheit, welche unbedingt in ärztliche und/oder therapeutische Hände gehört.

1 l **frische Buttermilch** über den Tag verteilt trinken ist wirksam gegen schwache Nerven.

Viel **Bewegung an der frischen Luft** und gemäßigter Aufenthalt in der Sonne. Dadurch nimmt der Körper Vitamin D auf, welches die Hormonproduktion beeinflusst.

Farbenfrohe Kleidung besonders in Gelb- und Orangetönen.

Auf die **Haltung** achten: Kopf hoch, Brust nach vorne. Die Zone des Solarplexus (Mitte des Rippenbogens) sollte nicht aufgrund schlaffer Haltung und nach vorne gebeugter Schultern eingedrückt, sondern durch eine aufrechte Körperhaltung geöffnet sein.

Stress, Reizüberflutung, negative Nachrichten und Hiobsbotschaften in den Medien meiden.

Auf **schöne Dinge** und kleine Freuden im Leben achten, Ruhe und Entspannung suchen.

Johanniskrauttee: 1 EL Johanniskraut mit 1 Tasse kochendem Wasser überbrühen, 7 Minuten zugedeckt ziehen lassen und abseihen. 3 Tassen täglich, mindestens 6 Wochen. Auf die Erhöhung der Lichtempfindlichkeit von Augen und Haut achten.

Menstruationsbeschwerden

Zu schwache Periode

Ansteigendes Fußbad: 8 Tage vor dem Menstruationsbeginn anwenden.

Farbtherapie: Gelbtöne aktivieren die Hormonausschüttung. Gelbe Kleidung, Ernährung mit gelben Lebensmitteln wie Zitrone, Nudeln, Käse, Bananen wirken anregend.

Schafgarbentee wirkt ausgleichend, d.h.; er ist sowohl bei schwacher und starker Regelblutung empfehlenswert. Weitere „Frauenkräuter“ sind Frauenmantel, Melisse, Kamille und Johanniskraut.

Zu starke und schmerzhafte Periode

Sie kann einen Eisenmangel und damit eine schleichende Blutarmut mit Konzentrations- oder Kreislaufschwäche hervorrufen.

TIPPS ZUR VORSORGE

- Trinken Sie 2 bis 3 Tage vor Eintritt der Regel etwas weniger.
- Auf ausreichende Magnesiumzufuhr achten.
- Viel frisches Obst und Gemüse.
- Teein, Koffein und Nikotin verengen die Blutgefäße.
- Massagen wirken wohltuend und entspannend.

Ruhe tut gut! Kraftintensive Arbeiten oder Sportarten sollten während der Regelblutung vermieden werden.

Tee von **Hirtentäschel**, **Ackerschachtelhalm** (blutstillend), **Schafgarbe** (entkrampfend), **Taubnesselblüten** (schmerzlindernd) oder **Frauenmantel** (zusammenziehend) wirken positiv ein. 2 TL eines Krautes mit 1/4 l siedendem Wasser übergießen und 7 Minuten ziehen lassen. 2 x täglich 1 Tasse trinken, wobei Sie bereits 2 Tage vor dem Menstruationsbeginn damit anfangen können.

Mönchspfeffer (Agnuscaston) wirkt sich regulierend auf den Hormonhaushalt aus. Präparate sind in der Apotheke erhältlich.

Ringelblume stabilisiert die Menstruation: als Tee in Kombination mit Gänsefingerkraut oder Schafgarbe.

Propolis (Apotheke) hilft, den Monatszyklus, vor allem bei jungen Mädchen, zu regulieren. Anwendung entsprechend der Packungsbeilage.

Kalte Unterleibswickel wirken blutstillend.

Dem Eisenmangel entgegenwirken durch: **Rotbusch-** oder **Lapachotee** (1/2 l täglich), Gewürze wie **Basilikum**, **Dillkraut**, **Estragon**, **Petersilie**, **Thymian** häufig verwenden. Vitamin C fördert die Eisenaufnahme.

Regelschmerzen

Vorbeugend: Weniger Tee, Kaffee und Schokolade vor allem im letzten Drittel des Zyklus

ERNÄHRUNGSTIPPS BEI PMS (Prämenstruelles Syndrom)

- ➔ Regelmäßig Säfte aus Ananas, Petersilie und Wacholder entschlacken.
- ➔ Vitamin B6 in Sojabohnen, Weizenkeimen, Walnüssen und Fisch.
- ➔ Kalziumreiche Ernährung mit Käse, Joghurt und Vollmilch.
- ➔ Vitamin E in Weizenkeim- oder Olivenöl.
- ➔ Linolsäure in Nüssen und schwarzen Johannisbeeren.
- ➔ **Regeltee:** 5 Teile Schafgarbe, 4 Teile Melisse, 3 Teile Kamille, je 2 Teile Frauenmantel und Pfefferminze mit 1/2 l Wasser überbrühen, 7 Minuten ziehen und leicht abkühlen lassen. 5 Tropfen Baldriantinktur hinzufügen und zwischen den Zyklen über den Tag verteilt trinken.

Die **warme Bettflasche** oder ein **Heublumensack** auf dem Bauch entspannt die Bauchmuskulatur. Die warme Bettflasche im Kreuz hilft gegen Rückenschmerzen.

Zu Beginn der Periode wirkt das **wärmeansteigende Armbad** entspannend.

Der **Schneidersitz** fördert eine bessere Durchblutung.

Wechseljahrbeschwerden

TIPPS ZUR VORSORGE

- Vermehrte und regelmäßige Pflege mit Feuchtigkeits- und fetthaltigen Cremes.
- Achten Sie auf ausreichenden Sonnenschutz.
- Viel Bewegung an der frischen Luft: Spaziergänge (auch bei schlechtem Wetter), Gymnastik, v.a. Bauchgymnastik und Atemübungen.
- Regelmäßiger Saunabesuch und schweißtreibender Ausdauersport harmonisieren das Thermoregulationszentrum.
- Für ausreichend Ruhe und Entspannung sorgen.
- Fastentage einschieben.
- Alkohol, Kaffee und Tee in Maßen genießen, weil sie die Hitzewallungen verstärken können.

AUS DER PFLANZENAPOTHEKE

Johanniskraut hilft gegen depressive Zustände, Ängste und Schlafstörungen. Trinken Sie 2 Tassen Johanniskraut pro Tag über einen längeren Zeitraum hinweg (mindestens 6 Wochen). Sobald eine Besserung eintritt, reduzieren Sie auf 1 Tasse pro Tag.

Salbei hilft gegen Schweißausbrüche. 1 TL fein geschnittene Salbeiblätter mit 150 ml kochendem Wasser übergießen, 7 Minuten ziehen lassen und täglich 2 Tassen trinken.

Kräutertee mit 20 g Baldrianwurzel, 20 g Frauenmantel, 40 g Melisse, 20 g Thymian: 1 gehäuften TL mit 1 Tasse siedendem Wasser überbrühen und zugedeckt 10 Minuten ziehen lassen. 3 x täglich eine warme Tasse davon trinken.

Ätherisches Öl **Vetiver** als Badezusatz verwenden oder ein paar Tropfen in die Tagescreme geben, hilft vor allem bei Zwischenblutungen.

Pflanzliche Hormonpräparate aus der Apotheke: Silbertraubenkerze, Rotklee, Granatapfel, Mönchspfeffer und Soja

ERNÄHRUNG

Während und nach den Wechseljahren reduziert sich der Kalorienbedarf um ca. ein Drittel. Daher ist es wichtig, auf qualitatives, nahrhaftes Essen zu achten, um genügend Vitamine (D, B-Gruppe) und Mineralstoffe (Kalzium) aufzunehmen.

Milchprodukte garantieren die nötige Aufnahme von Kalzium ebenso wie kalziumreiche Mineralwasser.

In Folge der vermehrten Schweißbildung kann auch **Magnesiummangel** auftreten. Entsprechende Präparate aus der Apotheke und magnesiumreiche Ernährung wie Bananen, Vollkornprodukte, frisches Obst und Gemüse können Abhilfe schaffen.

Sojasprossen, **Fisch**, **Nüsse**, **Bierhefe**, **Quark**, **Kichererbsen**, **Linsen**, **Wal-** und **Erdnüsse** sind reich an Vitaminen und Mineralstoffen. Vitamin E im **Sonnenblumenöl** bremst Hitzewallungen.

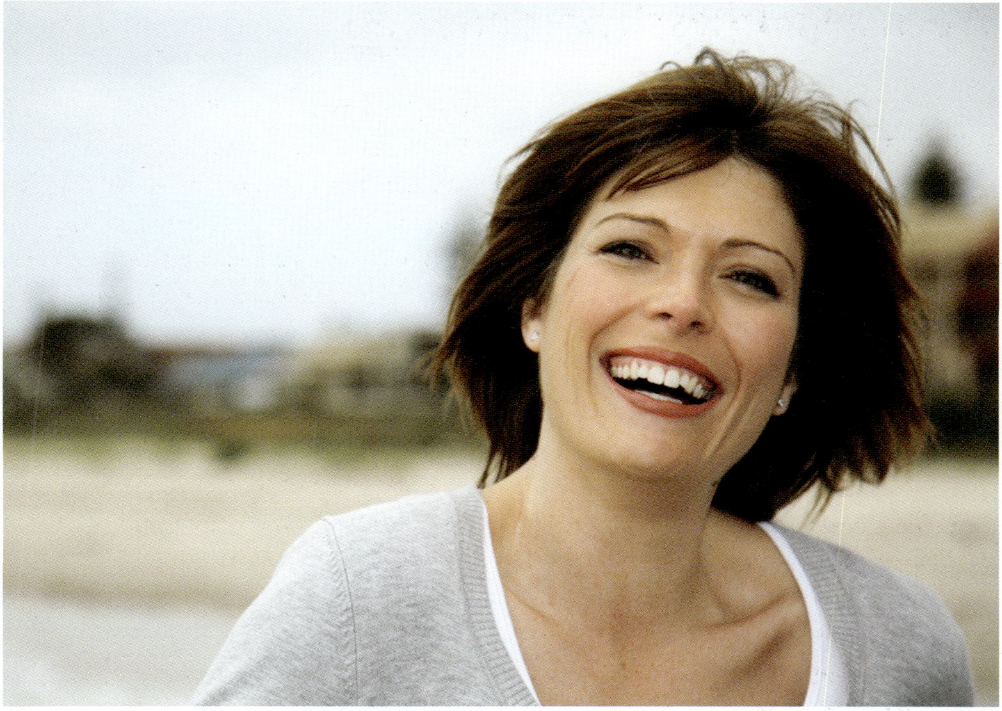

WASSERANWENDUNGEN

- **Trockenbürsten**
- Gegen **Hitzewallungen:** Kalte Waschungen am Morgen und kaltes Armbad am Nachmittag
- Gegen **Schlafstörungen:** Wassertreten am Abend und kurze kalte Oberkörperwaschung bei nächtlichen Schweißausbrüchen
- Gegen **Unterleibsbeschwerden:** 20-minütiges Heublumenbad, temperaturansteigendes Fußbad oder warmes Sitzbad mit Schafgarbe

BEWEGUNG

Zur Vorbeugung von Osteoporose helfen 1 x täglich 15 Minuten Gymnastik. Jede Übung 3 x wiederholen. Vor der Übung tief einatmen, in der Anstrengung tief durch den Mund ausatmen:

- **1.** Auf den Rücken legen, Arme im Ellbogen anwinkeln und Handinnenflächen gegeneinanderlegen. Hände so kräftig als möglich für 3 Sekunden aneinanderpressen, dabei tief durch den Mund ausatmen.
- **2.** Auf dem Rücken liegen bleiben: Arme im Ellbogen angewinkelt, linke Handinnenfläche schaut zur Brust, rechte Handinnenfläche nach außen. Finger ineinander verhaken und mit aller Kraft die Hände nach außen

ziehen. Ca. 3 Sekunden und dabei kräftig ausatmen.

- **3.** Auf dem Rücken liegen und Arme seitwärts nach außen strecken, Unterarme nach oben abwinkeln. Gleichzeitig Ellbogen und Fersen in den Boden drücken und ausatmen.
- **4.** Schneidersitz, Unterarme auf die Knie legen. Kräftig mit den Armen auf die Knie pressen und gleichzeitig die Oberschenkel zusammenpressen. Ausatmen in der Anstrengung.
- **5.** Auf einem Stuhl oder dem Bettrand sitzend: Beine leicht spreizen und auf den Boden stellen. Ellbogen auf die Knie aufstützen und Oberkörper nach vorne beugen. Den Kopf in die Handflächen legen und so kräftig wie möglich 2 bis 3 Sekunden lang nach unten pressen. Dabei ausatmen.
- **6.** Sitzend, die Beine in x-Stellung, d.h. Knie zusammen und Füße auseinanderstellen. Oberschenkel für 2 bis 3 Sekunden zusammenpressen.
- **7.** Aufstehen und auf beiden Beinen locker hüpfen für ca. 1/2 Minute, 1/2 Minute Pause und wiederholen.
- **8.** Hampelmannsprünge für ca. 1/2 Minute, 1/2 Minute Pause und wiederholen.

LEBENSORDNUNG

Die Wechseljahre sind eine Zeit des Umbruchs und der Neuorientierung und dauern 5 bis 10 Jahre, bevor sie das Alter einleiten. Es ist die Zeit, in der die Frau in ihrem Leben Bilanz zieht, um sich anschließend auf die für sie wesentlichen Inhalte und Themen konzentrieren zu können.

Die Wechseljahre sind keine Krankheit, jedoch schütteln sie Körper und Seele noch einmal ordentlich durcheinander. Suchen Sie sich Hilfe durch Gespräche mit anderen Frauen oder auch in einer Therapie. Pflegen Sie Freundschaften, Hobbys und erfüllen Sie sich Ihre Wünsche, die Sie früher zurückstellen mussten.

Erste-Hilfe-Maßnahmen

Beulen und Bluterguss

- **Eisbeutel** oder **kühlende Gegenstände** auf die Beule drücken.
- **Kalte Kompresse** mit verdünnter **Arnikatinktur** auflegen.

Bindehautentzündung

- **Augentrost** und **Salbei** wirken entzündungshemmend, ohne auszutrocknen. Ein Taschentuch in den abgekühlten Tee tauchen und über die geschlossenen Augen legen.
- **Nasser Teebeutel von Schwarztee** zuerst im Kühlschrank kühlen, dann auf die Augen legen.

Brustentzündung

- **Quarkauflagen** wirken entzündungshemmend und kühlend. Sie können auch mit **Naturjoghurt** durchgeführt werden.
- Gereizte Brustwarzen werden mit **abgekühlten Teebeuteln vom Schwarztee** beruhigt.

Fieberblasen

- **Eis:** Beim ersten spürbaren Kribbeln einen in ein Taschentuch gewickelten Eiswürfel auf die betroffene Stelle drücken. Den Vorgang öfters wiederholen, Unterkühlung vermeiden.
- Im Anfangsstadium kann auch das Auftragen von **Zahnpaste** helfen.
- **Teebaumöl** und **Melissentinktur** wirken antibakteriell.
- **Zubereitung der Melissentinktur:** 10 g Melissenblätter in 100 g 70-prozentigem Alkohol 3 Wochen lang ausziehen, abseihen und in einer dunklen Flasche aufbewahren.
- **Ringelblumensalbe** zum Abheilen der Bläschen.
- **Johanniskrautöl** zur Wund- und Schmerzbehandlung.

Insektenstiche

- **Spitz-** oder **Breitwegerich** zerstampfen, damit der Pflanzensaft austritt, und auf die Einstichstelle auflegen.
- Auch **Speichel** kann als Erste-Hilfe-Maßnahme Linderung bringen.
- **Einreibungen** mit Zitronen- oder Zwiebelhälften bzw. Auflegen von Eisbeuteln.
- Beim Essen im Freien kann man lästige Insekten durch eine **Duftlampe mit Zitronen- oder Nelkenöl** fernhalten oder ungeschützte Körperstellen damit einreiben.
- Natürliche Barrieren gegen lästige Mücken und Insekten sind **Weihrauchpflanzen**, **Tomatenstauden** und der **Nussbaum**.

Kater

- 1 Glas **Orangensaft** mit 1 TL **Salz** trinken. **Nacken** abwechselnd warm und kalt **duschen.**

- **Bewegung** im Freien.
- Vorbeugend: Vor dem Zu-Bett-Gehen 1 Glas **Wasser** mit einer aufgelösten **Magnesiumtablette** oder 1 l **stilles Wasser** trinken.

Madenwürmer

- 2 **Knoblauchzehen** in 1/4 l **Milch** kochen und schluckweise trinken.
- Auf nüchternen Magen rohe geriebene **Möhren** oder rohes **Sauerkraut** essen.

Mundgeruch

- Untertags mehrmals **Wacholderbeeren** kauen.
- **Petersilie** und **Gewürznelken** beugen Mundgeruch ebenfalls vor.
- Bei belegter Zunge helfen **Spülungen mit Kamillentee**.
- Morgens und abends **mit Salzwasser gurgeln**. Auf die Zahnhygiene achten.
- **Ölziehen** hilft, Giftstoffe auszuscheiden und die Mundschleimhäute zu regenerieren (s. S. 131).

Nasenbluten

- Kälte verengt die Gefäße und stoppt das Blut. Ein **feucht-kaltes Tuch** auf Stirn oder Nacken legen und Kopf gerade halten.
- **Löschpapier** zwischen Oberlippe und Schneidezahn eingeschoben bewirkt das Zusammenziehen der Blutgefäße im Bereich der Riechschleimhaut.

Reiseübelkeit

- Während der Fahrt **Zwieback** kauen oder eine **Ingwerscheibe** auf dem inneren Handgelenk befestigen. In Fahrtrichtung schauen, das Fenster öffnen und nicht lesen.

Schüttelfrost

- Kann meistens durch ein **heißes Fußbad** behoben werden. Dazu empfiehlt sich, zusätzlich **Lindenblüten-** und **Holunderblütentee** zu trinken.
- **Ingwertee** oder **Ingwermilch mit Honig** wirken ebenfalls stark erwärmend, sollten aber nicht bei hohem Fieber verwendet werden.

Sonnenbrand

- Rasche Linderung bei einer leichteren Rötung bringen **Essigkompressen** im Verhältnis 1:2, die bei Erwärmung immer wieder erneuert werden sollen.
- **Joghurt** oder **Quark** als kühlende Feuchtigkeitsspender helfen, die Haut zu beruhigen und rückzufetten. Nach diesen kühlenden Maßnahmen **Johanniskraut-** oder **Ringelblumenöl** dick auftragen.
- Präventive Ernährung vor einem Sonnenurlaub: **Weizenkleie**, **Vollkornprodukte** und **Bierhefe**.

Verbrennungen und Verbrühungen

- Sich bei großflächigen oder schweren Verbrennungen sofort in **ärztliche Behandlung** begeben!
- **Auf keinen Fall** mit Mehl, Öl oder Puder **experimentieren**! Brandblasen nicht aufstechen!
- Sofort **kaltes Wasser** mindestens 10 Minuten über die Brandstelle laufen lassen, bis die Schmerzen nachlassen. Bei Kindern ist besonders auf die Vermeidung von Unterkühlung zu achten!
- Auch Einreibungen mit **Aloe-Vera-Gel** oder mit dem **Blattmark** bringen Linderung.

Wunden

- **Hirtentäscheltee** bei schlecht heilenden Wunden trinken und äußerlich als Kompresse anwenden.
- **Honig** und **Lebertran** zu gleichen Teilen mischen und damit die Wunde bestreichen.
- **Kamillenblütenwickel** bei entzündeten Schürfwunden.
- **Johanniskrautöl** und **Ringelblumensalbe** gegen hässliche Narbenbildung.

Zeckenbiss

- Auf keinen Fall mit Öl oder Klebstoff behandeln. Zecke mit Fingernägeln oder **Pinzette** vorsichtig fassen, nicht zusammendrücken und ruckartig herausziehen. Die Einstichstelle mit **Alkohol** desinfizieren und über mehrere Wochen beobachten (Borreliose-Gefahr).
- Wichtig ist es, beim Aufenthalt in gefährdeten Gebieten den **Körper täglich abzusuchen**. Je länger sie sich festgesaugt haben, desto mehr Giftstoffe werden freigesetzt.

Literatur zum Weiterlesen

WASSER

Sebastian Kneipp: Meine Wasserkur. So sollt ihr leben. Die weltberühmten Ratgeber in einem Band, Haug Verlag

Dr. med. Robert M. Bachmann, German M. Schleinkofer: Natürlich gesund mit Kneipp. Wie Sie fit und schön bleiben: über 60 Wasseranwendungen für Ihr Wohlbefinden, Trias Verlag

M. Thüler Buri: Wohltuende Wickel, Druck AG, Bern

Ursula Uhlenmayr: Wickel & Co. Bärenstarke Hausmittel für Kinder, Urs Verlag

Prof. Dr. med. Wolfgang Exel, Karin Rohrer: Wasser heilt! Kneipp-Verlag Wien

Robert Kropf: Das große Saunabuch, Kneipp-Verlag Wien

KRÄUTER

S. Hirsch, F. Grünberger: Die Kräuter in meinem Garten, Freya Verlag

Hg. Dr. Alfred Klement: Heilpflanzen, Kneipp-Verlag Wien

Margret Madejsky: Alchemilla. Eine ganzheitliche Kräuterheilkunde für Frauen, Goldmann Arkana Verlag

U. Stumpf: Kräuter für Körper und Seele, VAK Verlag

ERNÄHRUNG

Rita Bernardi: Vollwertküche. Gesund einfach delikat, Athesia Verlag

Johann Pabst: Die schnelle Vitalküche, Kneipp-Verlag Wien

Pabst, Jeitler, Kiefer et. al.: Die gesunde Küche, Kneipp-Verlag Wien

BEWEGUNG

Heike Höfler: Venengymnastik für gesunde, schöne Beine, blv 2002

Bettina Wenzel: Walking und Co. Fitness, Spaß und Gesundheit zu Fuß, Goldmann Verlag 2006

Paul Haber, Ingrid Kiefer: Ernährung & Bewegung, Kneipp-Verlag Wien

LEBENSORDNUNG

Vera Birkenbihl: Freude durch Stress, mvg-Verlag

Francois Lelord: Hectors Reise oder die Suche nach dem Glück, Piper Verlag 2009

Toni Pizzecco: 100 Gedanken, die Mut machen, Athesia Verlag

HAUSMITTEL

Handbuch der alternativen Heilkunde von A – Z, Kneipp-Verlag Wien

Hg. Prof. Dr. Wolfgang Exel: Naturheilkunde richtig anwenden, Kneipp-Verlag Wien

Jörg Zittlau, N. Kriegisch, D. Heinke: Hausmittel, Südwest-Verlag

Bildnachweis:

Coverfoto: iStockphoto.com/alephx01
Alle Illustrationen: Ingrid Kreiter
Emmerich Mädl: S. 72 re., 84
Kneipp-Verlag: S. 9
Beigestellt: 2, 7 Mi., 9 re., 12, 14, 15 o., 16, 17, 23, 25, 30, 32 li., 61-65, 68-71. 72 li., 73, 75, 76 u., 83 o., 88, 89, 99 re., 102, 110, 111
iStockphoto.com: 6, 7 li. u. re., 9 li. u. Mi., 10, 15, 19, 27, 28, 32 u., 33-59, 66, 74, 76 o. u. Mi., 77-82, 83 u., 85, 86, 87, 90-97. 99 li., 100, 103, 104, 105, 106, 112-169

Impressum:

Autorinnen: Hildegard Kreiter, Helene Roschatt
Lektorat: Mag. Eva Manhardt, Mag. Waltraud Wetzlmair-Zechner
Cover: Andrea Barth, (www.guter-punkt.de), Raimund Lhotak
Graphische Gestaltung: Beatrix Kutschera, www.atelier21.at
Technische Betreuung: Johann Kutschera, www.atelier21.at
Druck: General Druckerei GmbH, Ungarn

www.kneippverlag.com, www.facebook. com/KneippVerlagWien

ISBN: 978-3-7088-0585-6

1. Auflage, März 2013

Die Informationen und Daten in diesem Buch
entsprechen dem Forschungsstand bei Redaktionsschluss.